MANUAL DE REFLEXOLOGIA E CROMOTERAPIA

Pauline Wills

MANUAL DE REFLEXOLOGIA E CROMOTERAPIA

Tradução
ADAIL UBIRAJARA SOBRAL
e
MARIA STELA GONÇALVES

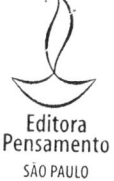

Editora
Pensamento
SÃO PAULO

Título original: *The Reflexology and Colour Therapy Workbook*.

Copyright © 1992 Pauline Wills.
Publicado pela primeira vez na Grã-Bretanha
em 1992 por Element Books, Ltd.

Copyright da edição brasileira © 1995 Editora Pensamento-Cultrix Ltda.

1ª edição 1995.

14ª reimpressão 2023.

Todos os direitos reservados. Nenhuma parte deste livro pode ser reproduzida ou usada de qualquer forma ou por qualquer meio, eletrônico ou mecânico, inclusive fotocópias, gravações ou sistema de armazenamento em banco de dados, sem permissão por escrito, exceto nos casos de trechos curtos citados em resenhas críticas ou artigos de revistas.

A Editora Pensamento não se responsabiliza por eventuais mudanças ocorridas nos endereços convencionais ou eletrônicos citados neste livro.

Direitos de tradução para a língua portuguesa adquiridos com exclusividade pela
EDITORA PENSAMENTO-CULTRIX LTDA, que se reserva a
propriedade literária desta tradução.
Rua Dr. Mário Vicente, 368 – 04270-000 – São Paulo, SP – Fone: (11) 2066-9000
E-mail: atendimento@editorapensamento.com.br
http://www.editorapensamento.com.br
Foi feito o depósito legal.

Este livro é dedicado a
Patricia e Christopher Jackson
por todo o amor,
apoio e estímulo
que me deram durante
uma época muito difícil
da minha vida.

Obrigada.

Sumário

Introdução 9

1. *A energia eletromagnética* 11

2. *A anatomia sutil* 17
   A aura 17
   Os chacras e as glândulas endócrinas com eles relacionadas 18

3. *A estrutura dos pés* 39

4. *A reflexologia* 43
   Elementos históricos 43
   Os reflexos dos pés 47
   A coluna vertebral 56
   Os reflexos dos chacras nos pés 62
   Disfunções associadas com os chacras 63

5. *A cor* 65
   O que é a cor? 65
   Como tornar o corpo sensível à cor 68

6. *Orientações para a meditação* 79
   Os elementais 81
   A meditação da manhã 82
   A meditação do arco-íris 84
   A meditação de cura de pessoas ausentes 86
   A meditação de autocura 86
   A meditação do cálice de cristal 87
   A meditação dos chacras 87
   A meditação da noite 90

7. *O tratamento com a reflexologia e as cores* 91
   Os atributos de cada cor 93
   Vermelho 93
   Laranja 95
   Amarelo 97
   Verde 99
   Turquesa 101
   Azul 103
   Violeta 105
   Magenta 107
   Diretrizes cromáticas para a reflexologia 110

8. *Como ajudar as pessoas a se ajudarem com as cores* 115

9. *Alguns exemplos* 121

Bibliografia 127

Recursos 128

Introdução

Meu primeiro contato com a cor aconteceu há uns vinte e dois anos, quando comecei a estudar e a praticar ioga. Nesse período, aprendi sobre a anatomia sutil e sobre as cores que a penetram, o que gera a imagem de um arco-íris em contínua mutação. Fiquei fascinada com a cor e, quando comecei a dar aulas de ioga, eu ensinava meus alunos a visualizar as cores com posturas a fim de acentuar e produzir um maior efeito terapêutico.

Enquanto ensinava ioga, comecei a estudar reflexologia e vim a saber que a sola de ambos os pés e a palma das duas mãos são imagens especulares do corpo físico. Terminam na sola dos pés e na palma das mãos os dez canais de energia que percorrem o corpo. Quando esses canais ficam bloqueados, a energia não pode fluir para os vários órgãos e músculos, causando mal-estar no corpo físico. Ensinaram-me que, mediante o emprego de determinadas técnicas de pressão nas zonas dos pés ou das mãos, é possível quebrar esses bloqueios, permitindo que a energia flua livremente e restaure assim a harmonia do corpo. Quando me formei e comecei a praticar essa terapia complementar, dei-me conta de que não se trabalha apenas com o corpo físico, mas também com a aura ou anatomia sutil. Mais uma vez, vi-me em contato com a cor. Naquele momento, fiquei maravilhada com ela e decidi que queria saber mais a seu respeito.

Quase por acaso (se é que algo acontece por acaso) uma colega minha viu na sua biblioteca local o anúncio de um curso sobre as cores e a cura com as cores dirigido por Lily Cornford, da Maitreya School of Healing. Ali comecei a obter conhecimento sobre as cores, sobre suas freqüências vibracionais e sobre o modo como são usadas na cura. Aprendi a tornar meu corpo físico sensível à cor e capaz de visualizá-la, bem como a canalizar essas cores pelo meu corpo para fins de cura. Foi uma prodigiosa experiência.

Pouco tempo depois de terminar esse curso, enquanto visitava uma exposição, descobri o Hygeia College of Colour Therapy, dirigido por Theo Gimbel. Inscrevi-me no curso e, dois anos depois, obtive minha qualificação de cromoterapeuta. Prossegui nos estudos a fim de obter o diploma em cromoterapia, que me permitiu dar aulas sobre esse assunto.

Trabalhando como cromoterapeuta e reflexologista, comecei a combinar as duas abordagens. Primeiramente, eu fazia um tratamento normal com a reflexologia e, em seguida, empregava as cores, dirigindo-as para as regiões do corpo que, apresentando dores, denotavam bloqueios de energia. Senti-me muito recompensada porque os resultados obtidos foram excelentes. Eu administrava cores nas regiões afetadas visualizando a cor apropriada que estava sendo canalizada através de mim para os meus dedos e para dentro do paciente. Refletindo acerca de como outros reflexologistas poderiam usar a cor, percebi que alguns poderiam ter dificuldade com esse método, razão por que concebi o que é hoje conhecido como a Tocha de Cristal da Reflexologia.

Esse instrumento faz brilhar a luz por entre discos de vidro colorido num pequeno cristal de terminação única. O cristal é engastado numa base de cobre na qual é deixado um espaço para o disco de vidro. O cobre está relacionado com o planeta Vênus, o planeta do amor; em conseqüência, a cor é introduzida no cristal por meio do amor. O vidro colorido é sempre usado, sendo preferível aos colóides, visto conter o pleno espectro vibracional de cada cor. Isso permite que o paciente absorva o matiz exato de que precisa. Os colóides são estáticos, pois contêm apenas uma vibração; e se um paciente não precisar desse matiz ou vibração particulares, eles têm pouco ou nenhum efeito.

Venho trabalhando com a Tocha de Cristal da Reflexologia há mais de dois anos e tenho visto alguns excelentes resultados. Por exemplo, os zumbidos no ouvido, que podem ser muito difíceis de tratar, têm respondido bem. Uma paciente muito nervosa me perguntou, quando apliquei o azul ao reflexo do plexo solar, se eu já tomara um pré-anestésico. Eu disse que sim, há muitos anos. Ela afirmou que se sentia como se eu acabasse de administrar-lhe um e que estava bastante sonolenta e relaxada. Outro paciente comentou que podia sentir as vibrações percorrendo-lhe a perna e entrando-lhe pelo corpo. Ele disse que, quando as vibrações eram interrompidas, se sentia como se um grande peso tivesse sido retirado do seu abdômen.

Acalento a esperança de que qualquer pessoa que venha a ler este livro e comece a usar a cor em associação com a reflexologia obtenha os mesmos resultados maravilhosos que tenho conseguido.

Pauline Wills

1
A energia eletromagnética

O espectro da energia eletromagnética vai das ondas de energia de comprimento mais longo, que são as ondas de rádio, às de comprimento mais curto, que são os raios cósmicos. Entre esses dois extremos estão os raios infravermelhos, a luz visível, os raios X e os raios gama. O espectro completo contém sessenta ou setenta oitavas, e toda energia eletromagnética viaja a uma velocidade de mais ou menos 297.000 quilômetros por segundo. (Ver Figura 1.)

Partindo das ondas de energia de menor freqüência e subindo pela escala até as ondas de maior freqüência, examinemos algumas das propriedades desses raios e vejamos como eles têm sido usados cientificamente e na medicina.

As ondas eletromagnéticas de comprimento mais longo, as ondas de rádio, incluem as ondas comerciais de transmissão, as faixas de ondas curtas e a freqüência modulada, a televisão e o radar.

As ondas de rádio são usadas para a comunicação transoceânica sem fio e dos navios com os portos. Também são usadas na indústria para elevar a temperatura de metais nos processos de endurecimento ou têmpera.

Os raios comerciais de transmissão têm a capacidade de ricochetear na ionosfera e de viajar em torno da terra.

As faixas de ondas curtas são usadas para comunicações a distância pela polícia, pelas embarcações e, às vezes, por amadores. A diatermia, que é a aplicação de correntes elétricas para produzir calor nos tecidos mais profundos do corpo, usa essas ondas eletromagnéticas. Isso é feito ligando-se eletrodos, por meio dos quais o calor é gerado, a partes específicas do corpo. Esse tratamento é empregado para aliviar o reumatismo, a artrite e a nevralgia.

Ao contrário dos raios comerciais de transmissão, as ondas de rádio FM, de televisão e de radar penetram na ionosfera e não são refletidas de volta. Elas seguem um caminho reto, precisando ser direcionadas para serem controladas.

Vêm em seguida as ondas infravermelhas. Estão incluídas aí as ondas fotográficas e de calor radiante. Os raios infravermelhos são invisíveis, mas têm o poder de percorrer grandes distâncias e penetrar em atmosferas densas. As placas fotográficas são sensíveis a esses raios, que, portanto, podem ser usados para tirar fotografias que o olho humano tem dificuldade de ver. As ondas de calor radiante são usadas para fins de aquecimento e secagem. Podem ser emitidas por radiadores a vapor, aquecedores elétricos e lâmpadas infravermelhas.

Vem depois a luz visível. A ciência inclui neste setor, além das cores do espectro, a luz infravermelha e ultravioleta. Afirma-se que os raios da luz visível medem cerca de 1/33.000 de polegada na extremidade vermelha do espectro e cerca de 1/67.000 de polegada na extremidade violeta. Esses raios serão estudados no Capítulo 7.

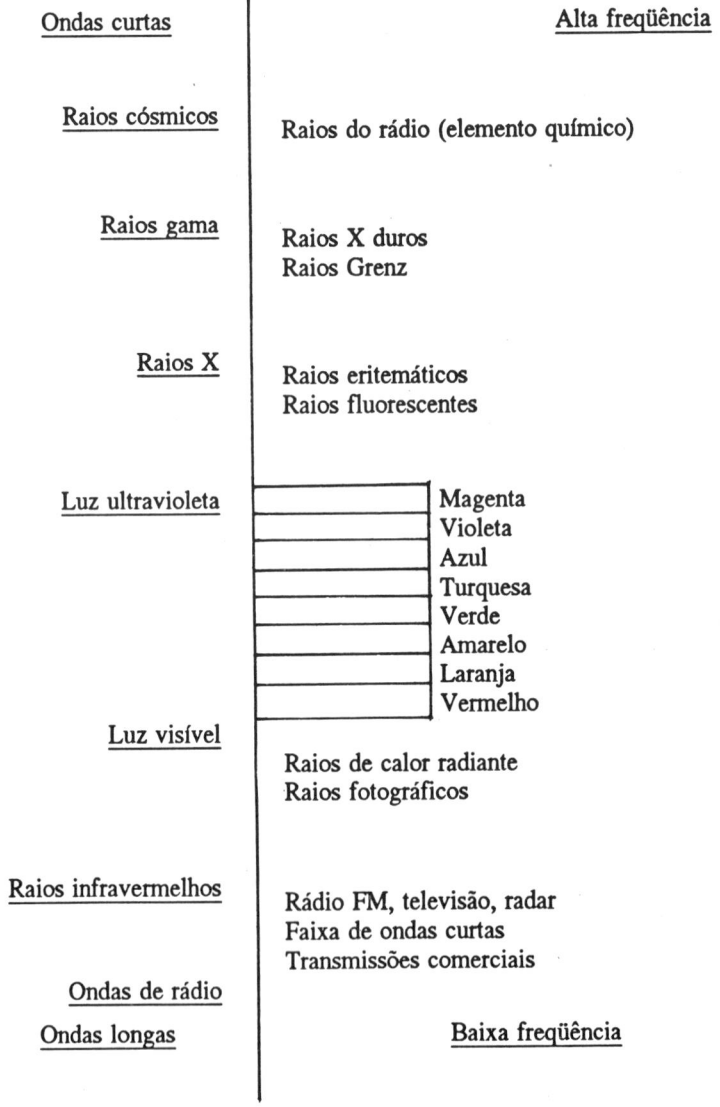

Fig. 1. O espectro eletromagnético

Ascendendo na escala, chegamos à luz ultravioleta. Ela abrange os raios fluorescentes e eritemáticos. As ondas de comprimento mais longo da radiação ultravioleta produzem a luz fluorescente. Embora esse tipo de luz tenha uso amplo, foi demonstrado que pode ser muito prejudicial à saúde. Para maiores informações a esse respeito, leia *Healing Through Colour*,* de Theo Gimbel. Sob a luz ultravioleta, certas substâncias se tornam luminosas; por exemplo, a manteiga tem um brilho amarelo e a margarina, um brilho azul. O tecido canceroso apresenta um vívido brilho amarelo, e os dentes de pessoas vivas refletem luz, ao passo que os dos mortos não a refletem. Esse fenômeno tem sido usado com resultados positivos pela ciência e pela medicina.

Os raios eritemáticos são responsáveis pela produção do bronzeado. Eles também são usados para a produção sintética de vitamina D.

À medida que os comprimentos de onda se encurtam, chegamos aos raios X. Eles incluem os raios Grenz (que são raios X suaves) e os raios X duros. Os "raios X duros" são aqueles que destroem as células do corpo físico, ou seja, os usados no tratamento de tumores malignos. Os "raios X suaves" são aqueles que causam prejuízos mínimos e são empregados em radiografias do corpo físico. Os raios X são amplamente utilizados pelos médicos para propósitos de diagnóstico. Embora sejam muito valiosos para esse objetivo, em doses excessivas podem provocar sérios danos, como anemia, a doença de Roentgen e carcinomas. Usados durante a gestação, podem causar graves deformidades no feto.

Os raios X duros têm emprego médico para males profundos e emprego industrial na detecção de falhas nos metais.

Perto do final da escala estão os raios gama ou raios do rádio. Eles foram descobertos por Pierre e Marie Curie no começo do século. Trata-se de raios especialmente penetrantes emitidos por uma substância radiativa como o rádio, usados em especial no tratamento de tumores cancerosos. Mais uma vez, se não forem cuidadosamente monitorados, esses raios podem ser muito perigosos e prejudiciais à saúde.

No final da escala, com os comprimentos de onda mais curtos do espectro eletromagnético, estão os raios cósmicos. Muito pouco se sabe sobre eles, mas acredita-se que sejam produzidos fora da atmosfera terrestre e que estejam disseminados pelo universo. A partir da leitura sobre as propriedades desses raios e sobre a maneira como têm sido usados pela ciência e pela medicina, podemos afirmar que a ciência, tal como a entendemos, descobriu muitas coisas acerca dos raios eletromagnéticos que ocupam as extremidades superior e inferior do espectro eletromagnético, mas muito pouco sobre os raios intermediários, ou seja, a luz visível que contém as cores do espectro.

Ao longo dos séculos, algumas pessoas fizeram experiências com as cores da luz visível usando insetos, peixes, répteis, aves e mamíferos, com resultados

---

* Publicado pela Editora Pensamento com o título de *A energia curativa através das cores*, São Paulo, 3ª ed., 1993.

notáveis. Elas descobriram que a visão da cor não é evidente na forma mais inferior de vida animal, isto é, a ameba e a hidra, mas que existe em insetos, peixes, répteis e aves. Mais uma vez, a maioria dos mamíferos tem uma carência nesse sentido, mas a capacidade volta a aparecer nos macacos e no homem. Há um amplo consenso entre os cientistas de que a visão cromática dos insetos e aves difere da do homem. Num inseto, os olhos reagem à região amarela do espectro mas não à vermelha; ele é sensível ao verde, ao azul, ao violeta e ao ultravioleta. A maioria das aves é parcialmente cega ao azul, mas vê o vermelho com uma clareza digna de nota. Numa série de experimentos, Bissonnette provou que a migração e os ciclos sexuais das aves dependem mais da luz do que das condições climáticas.

No trabalho com plantas, verificou-se que a luz visível é essencial para o seu bom desenvolvimento e crescimento. Experimentos com plantas usando diferentes luzes coloridas demonstraram uma grande alteração em seus padrões de crescimento correlata às cores empregadas. Um dos mais antigos pesquisadores desse tópico foi Ressier, da França (1783).

Entre 1860 e 1870, o general A.J. Pleasanton, da Filadélfia, formulou teorias que tanto inspiraram como ofenderam os botânicos de sua época. Uma de suas teorias afirmava que vinhas cultivadas sob a luz azul se tornavam muito produtivas no primeiro e no segundo ano do crescimento, ao passo que, sob a luz normal, precisariam de cinco ou seis anos para atingir o mesmo estágio de produção. Em 1895, C. Flammarion afirmou que as plantas florescem sob a luz vermelha; ele disse que essa cor produz plantas mais altas, com folhas mais finas. Sob a luz azul, segundo ele, a planta fica fraca e subdesenvolvida. Outros pesquisadores como L.C. Corbett (1902), Fritz Schanz (1918), H.W. Popp (1926) e S. Johnston (1936) também propuseram suas teorias sobre as marcadas diferenças no crescimento das plantas sob diferentes luzes coloridas.

Considerando-se ter sido provado que a luz colorida, isto é, os raios visíveis, afeta tanto as plantas como os animais, certamente há razão para afirmar que ela também deve afetar o homem.

Há muitos anos, a luz visível tem sido usada como terapia para os seres humanos, com alguns resultados dignos de nota. Demonstrou-se que os raios visíveis trabalham não apenas com o aspecto físico mas também com os aspectos mental e espiritual do homem. Restituindo a harmonia a esses três aspectos, a pessoa se torna íntegra. Um dos atuais pesquisadores desse campo é Theo Gimbel, que demonstrou que os raios visíveis de fato afetam e ajudam as pessoas.

Para registrar apenas algumas de suas descobertas, ele verificou que a luz azul reduz a pressão sangüínea, alivia ataques de asma, combate a insônia e cria um estado de relaxamento e paz. Ocupando a extremidade oposta do espectro, o vermelho tem o efeito inverso: eleva a pressão sangüínea e produz uma hiperatividade, embora seja útil em casos de anemia. Quando usou a luz laranja, Gimbel descobriu que a depressão era combatida e substituída por uma sensação de alegria e felicidade. Ele assegurou que a luz verde é capaz de dissolver a estrutura de células virgens, sendo portanto muito benéfica em casos de câncer. Verificou também que o turquesa ajuda a fortalecer o sistema imunológico e a reduzir as inflamações, o que faz dele uma cor muito boa para infecções. O amarelo ajuda pessoas acometidas de artrite ao dissolver os depósitos de cálcio que se formam nas juntas.

Tendo sido tratada com a cor e tendo-a usado para tratar outras pessoas, além de tê-la usado conjugada com a reflexologia, posso apenas dizer que descobri que ela é extremamente benéfica e um vigoroso recurso de cura.

Sabendo que a ciência reconhece que as ondas eletromagnéticas que ocupam as extremidades superior e inferior do espectro podem afetar os seres humanos e usando esses raios para tratar enfermidades, por vezes com horrendos efeitos colaterais, por que os cientistas resistem tanto a aceitar o fato de que os raios visíveis, que são as oito cores do espectro, também são capazes de afetar as pessoas e podem ser usados para a cura com praticamente nenhum efeito colateral?

2
A anatomia sutil

A aura

A aura, que cerca todas as pessoas, costuma ser tratada como um campo eletromagnético. Tem forma semelhante à de um ovo, estando sua parte mais larga na cabeça e a mais estreita nos pés. Sua largura geral varia de pessoa para pessoa, dependendo do seu grau de evolução espiritual (ver a Figura da primeira orelha).

A aura abrange as emoções da pessoa naquilo que é conhecido como o corpo astral; os pensamentos, naquilo que é denominado o corpo mental; e as lembranças do passado, no que os teosofistas chamam de átomo permanente. Para uma compreensão mais profunda desse assunto, recomendo *The Astral Body* e *The Mental Body*,* ambos escritos por A.E. Powell.

A aura é preenchida por padrões de energia que determinam a saúde das pessoas. A doença começa na aura, provocada por bloqueios nesse fluxo de energia. Se essas doenças não forem extirpadas, a enfermidade se manifestará no corpo físico.

A aura apresenta cores que se modificam constantemente de acordo com o nosso estado de espírito e nível de bem-estar. As cores mais próximas do corpo físico são as de maior densidade; elas se tornam gradualmente mais etéreas à medida que se dirigem para as extremidades mais exteriores da aura. Também a luminosidade das cores depende do grau de evolução da alma. Na aura de uma pessoa jovem aparece uma ampla gama de vermelho em torno da parte inferior e uma estreita gama de magenta/branco na cabeça. Com o amadurecimento da pessoa, a abundância de vermelho, a cor que vincula a pessoa a este planeta, começa a diminuir e é substituída pela expansão das cores espirituais magenta e branco. Quando chega a hora da transição da alma por

---

* Publicados pela Editora Pensamento com os títulos de *O corpo astral* (4ª ed., 1991) e *O corpo mental* (3ª ed., 1991).

ocasião da morte, o vermelho é praticamente inexistente; então, a aura está totalmente tomada pelas cores magenta e branco.

A aura é formada pelos corpos áuricos. São eles o corpo espiritual, o corpo causal, o corpo mental superior, o corpo mental, o corpo astral e o corpo etérico. Eles se interpenetram mutuamente, bem como ao corpo físico.

O corpo espiritual ou imaterial, como por vezes é chamado, constitui a própria essência do nosso ser. É a centelha divina que é parte da realidade última ou consciência universal. Ele não tem princípio nem fim.

No corpo causal está contida a causa, a razão pela qual reencarnamos neste planeta. Há nele a lembrança de todas as nossas vidas anteriores, aquilo que aprendemos, aquilo que ainda temos de aprender e o carma com o qual ainda temos de labutar. O carma é a lei da causa e do efeito. Como disse o mestre Cristo: "Haveremos de colher tudo o que semearmos."

O corpo mental superior é aquele em que as inspirações e o conhecimento do Eu superior se manifestam, podendo então ser absorvidos pelo corpo mental inferior, desde que o canal entre esses dois corpos tenha sido aberto. Isso costuma ser alcançado por meio da meditação e de práticas espirituais.

O corpo mental inferior é preenchido por formas de pensamento. Cada pensamento que nós e toda a humanidade temos cria uma forma. Se tivermos pensamentos negativos, estes atrairão outros pensamentos negativos de tipo semelhante. Os pensamentos positivos, por sua vez, atraem pensamentos positivos. Eis por que é importante transformar o pensamento negativo em pensamento positivo.

O corpo astral é o nosso corpo emocional. Em pessoas muito dominadas pelas emoções, esse corpo está em permanente flutuação e, portanto, num estado de desequilíbrio, o que constitui uma boa razão para aprendermos a controlar e a equilibrar nossas emoções.

O corpo que está mais próximo do corpo físico é o corpo etérico ou corpo de energia. Ele contém os chacras e os *nadis*, que são canais de energia (Figura 3).

Os chacras e as glândulas endócrinas com eles relacionadas

A palavra *chacra* vem do termo sânscrito que significa roda. Essas rodas são centros rotatórios de energia do interior do corpo. Elas absorvem *prana* ou força vital, decompõem-na e a distribuem, por meio dos nadis, ao sistema nervoso, às glândulas endócrinas e ao sangue. Há sete chacras maiores e vinte e um menores. De acordo com David Tansley, em seu livro *Radionics and the Subtle Bodies of Man*, os sete chacras maiores são formados em pontos em que as linhas de luz (linhas de energia) se cruzam umas às outras vinte e uma vezes. Os vinte e um chacras menores estão localizados em pontos em que as correntes energéticas se cruzam catorze vezes. Afora estes, há inúmeros chacras ainda

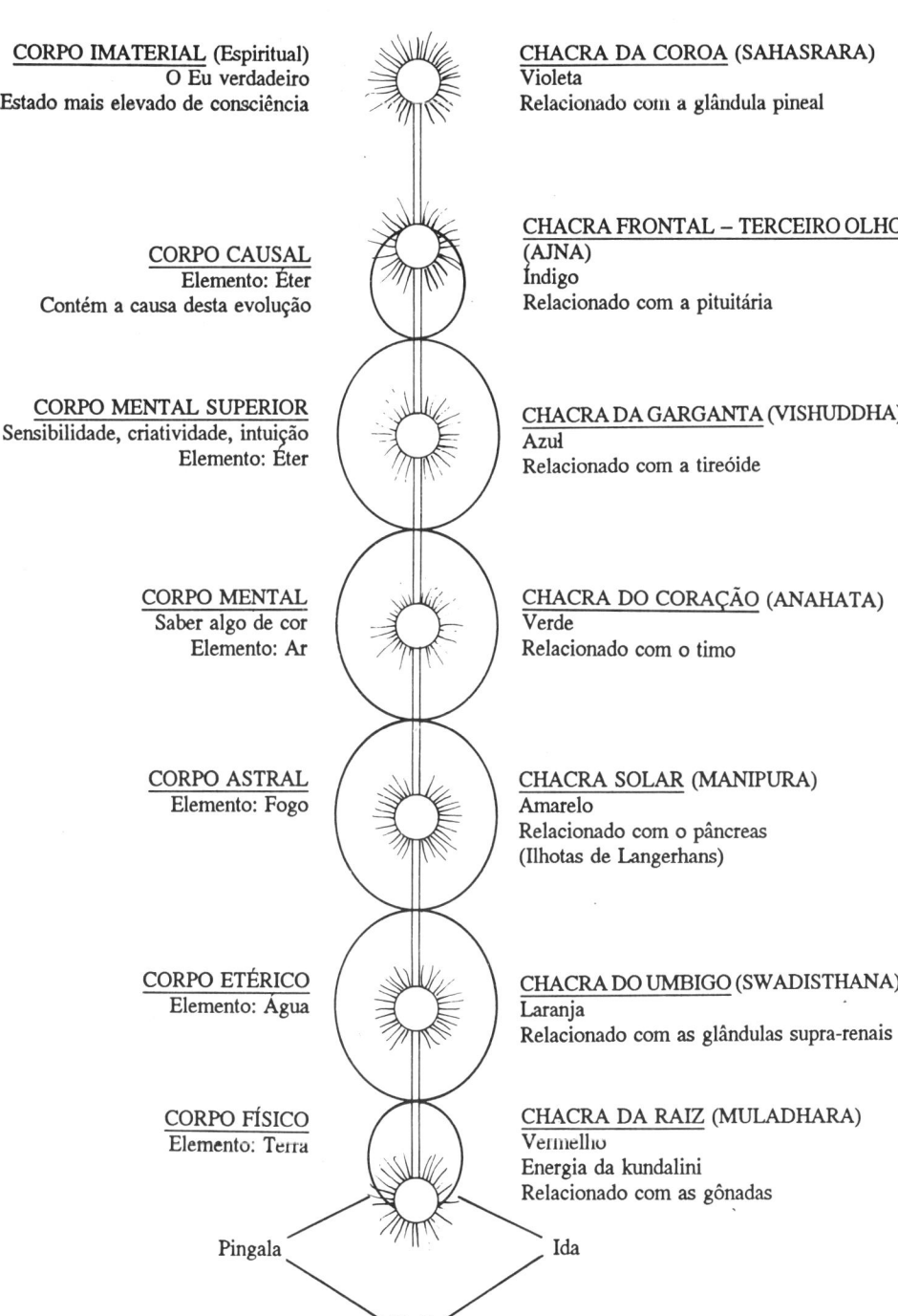

Fig. 3.

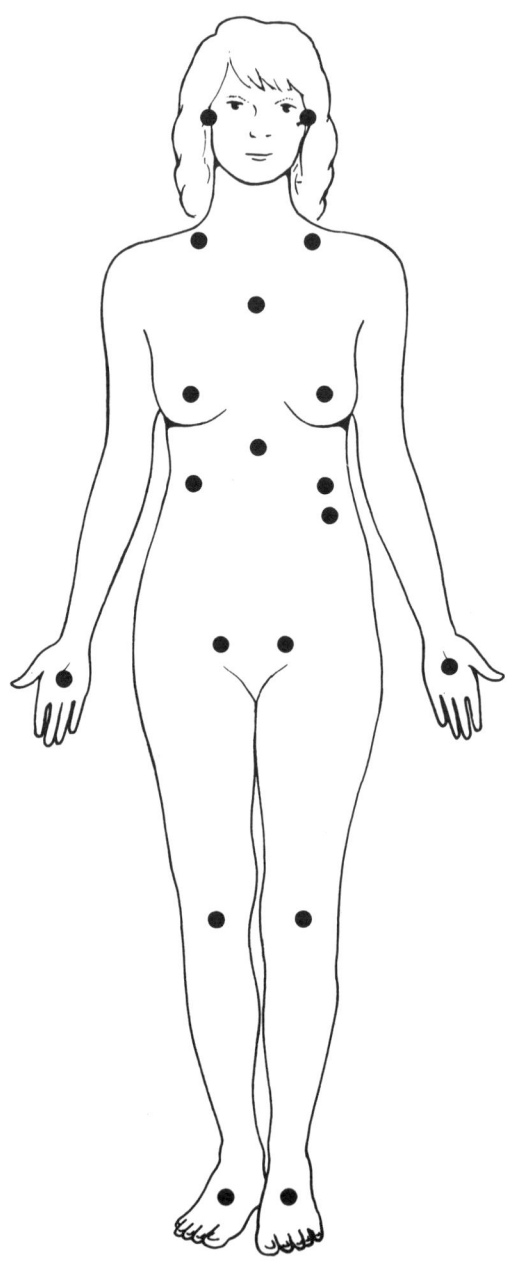

Fig. 4. Os vinte e um chacras menores

menores distribuídos pelo corpo, nos quais as linhas de energia se cruzam sete vezes. Esses pontos são usados na acupuntura.

Os vinte e um chacras menores se distribuem da seguinte maneira: um na frente de cada ouvido; um atrás de cada olho; um em cada clavícula; um perto do timo; um acima de cada mama; um na palma de cada mão (são os usados pelos profissionais da cura pelo contato); um próximo do fígado; um vinculado com o estômago; dois vinculados com o baço; um relacionado com cada gônada; um atrás de cada joelho; e um na sola de cada pé (Figura 4).

Os sete chacras maiores estão situados ao longo da coluna vertebral. São eles: o centro da coroa, situado logo acima do topo da cabeça; o chacra frontal; o chacra da garganta; o chacra do coração; o chacra solar; o chacra do umbigo; e o chacra da raiz. Cada um desses sete chacras principais trabalha em associação com uma das glândulas endócrinas do corpo físico. Pessoas com o dom da visão áurica vêem esses centros como discos de luz. Numa alma jovem, eles são bem pequenos, mas, à medida que a pessoa evolui espiritualmente, vão se abrindo, tornando-se discos radiantes de luz (Figuras 5 e 6).

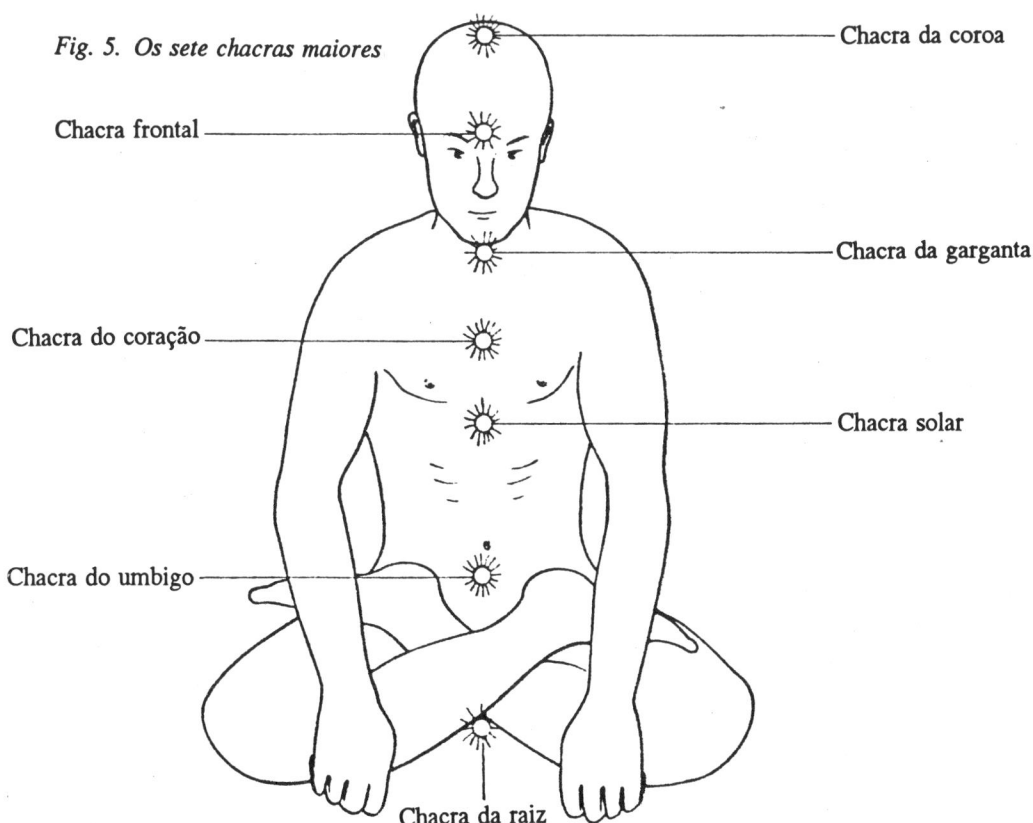

Fig. 5. Os sete chacras maiores

Esses chacras podem ficar bloqueados ou parcialmente fechados. Isso é causado pelos traumas da vida da pessoa. Quando isso acontece, as glândulas endócrinas não conseguem funcionar no seu pleno potencial, e o corpo físico padece. Portanto, é importante tratar os chacras que estão situados no reflexo espinal tanto com terapia localizada como com a cor.

Cada um desses chacras contém todas as cores do espectro, mas somente uma cor é dominante. A partir do centro da raiz e, no sentido ascendente, até o centro da coroa, as cores dominantes são: vermelho, laranja, amarelo, verde, azul, índigo e violeta.

Acima do centro da coroa aparecem três chacras superiores, sobre os quais se sabe muito pouco. Informações sobre esses centros podem ser obtidas admitindo-se sua presença e trabalhando-se com eles durante a meditação. O primei-

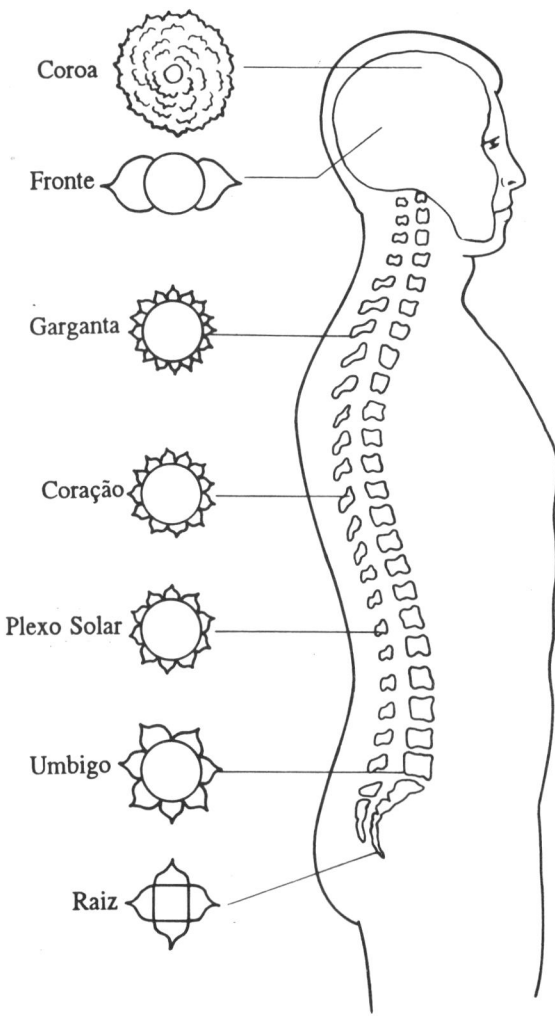

Fig. 6. O posicionamento dos chacras na coluna vertebral

ro deles irradia a cor magenta. O segundo, a pura luz branca da consciência divina. E o terceiro, o último chacra, é preto. Trata-se do preto sagrado que contém tudo e a partir do qual todas as coisas se tornam manifestas.

Tendo em mente quão importantes são esses centros de energia, consideremo-los com mais detalhes ao lado das glândulas que com eles estão associadas.

O muladhara ou chacra da raiz

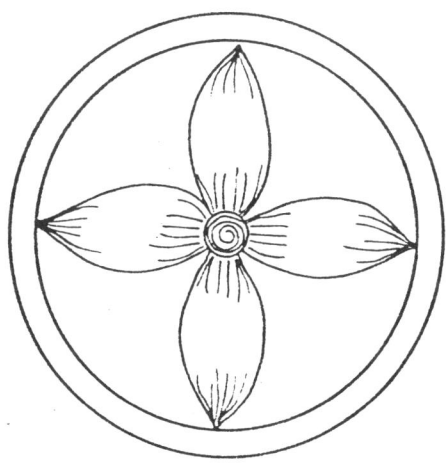

A tradução de *muladhara* é "raiz" ou "base". No ensinamento esotérico oriental, ele é simbolizado por uma flor de lótus vermelha viva com quatro pétalas. Barbara Ann Brennan, em seu livro *Hands of Light*,* descreve essas pétalas como pequenos vórtices rotatórios que giram em alta velocidade.

No interior do círculo criado por essas pétalas há um quadrado amarelo que representa a terra e sua estabilidade. Irradiam-se a partir do quadrado seis hastes, que se projetam dos quatro cantos e da região intermediária dos lados. Elas nos lembram os muitos caminhos que estão abertos para nós enquanto percorremos a estrada da vida. O animal associado com esse chacra é um elefante de sete trombas. Estas pretendem representar os minerais necessários à manutenção da vida física. Logo acima do elefante há um triângulo vermelho com o ápice voltado para baixo que representa o aspecto feminino da criação. No interior do triângulo há um falo ou lingam em torno do qual está enrodilhada uma serpente. Trata-se da kundalini, a energia da serpente. Acima do falo há uma pequena lua crescente que simboliza a divina fonte de toda energia. As divindades que habitam esse centro são Brahma e Dakini, e o mantra ou som diante do qual ele ressoa é LAM.

. * Publicado pela Editora Pensamento sob o título de *Mãos de luz*, São Paulo, 9ª ed., 1993.

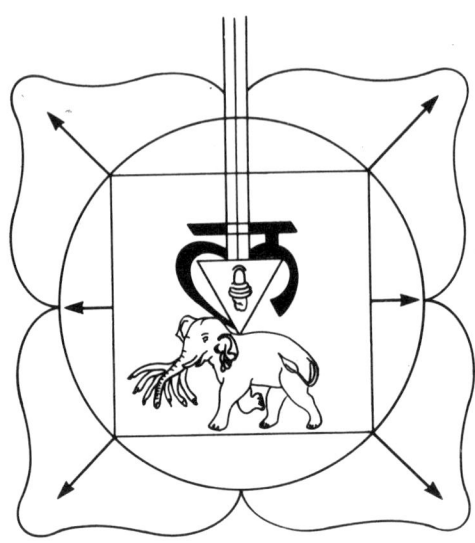

O muladhara está situado no final do cóccix e irradia para baixo, vinculando-nos assim com a terra. A cor dos raios que ele emite é o vermelho, a cor que vibra na menor freqüência do espectro. Esse centro contém a energia primal, a shakti da kundalini. Afirma-se que quando a pessoa está pronta mental, física e espiritualmente, a serpente desperta e faz a sua jornada, passando por cada um dos chacras, até o chacra da coroa. Ali, ela propicia a iluminação e a realização.

Esse chacra está associado com a terra e é o centro da energia física e da vitalidade. Ele regula o sentido do olfato, tem a qualidade do raio da vontade do poder e é atribuído ao planeta Marte.

As partes do corpo afetadas por esse centro são as pernas, os pés, os ossos, o intestino grosso, a coluna vertebral e o sistema nervoso. As glândulas endócrinas com ele associadas são as gônadas: os testículos, no homem, e os ovários, na mulher. Esse centro tem mais influência sobre os testículos, ao passo que o swadisthana, ou centro do umbigo, influencia mais os ovários. Ambos os centros estão associados com a sexualidade, havendo entre eles um vínculo direto.

Quando funciona plenamente, o muladhara dá à pessoa uma forte vontade de viver no plano físico. Ela fica cheia de vitalidade e de energia. Nada a perturba muito, e toda a vida se torna uma estimulante aventura.

Se esse centro for bloqueado, os níveis de energia ficarão baixos, fazendo a pessoa sentir que não é possível realizar suas tarefas cotidianas e deixando-a sem entusiasmo pela vida.

As gônadas

As gônadas são os órgãos de reprodução do homem e da mulher; nesta, eles são os ovários, e naquele, os testículos.

Os ovários, além de produzirem óvulos, secretam os hormônios estrógeno e progesterona. A secreção do estrógeno é influenciada pelo hormônio estimulador do folículo (FSH), produzido pela glândula pituitária. O estrógeno ajuda a regular o ciclo menstrual e desenvolve as características sexuais da mulher. A progesterona sensibiliza a membrana mucosa do útero na preparação para o óvulo fertilizado.

Os hormônios masculinos produzidos pelos testículos são chamados andrógenos. O mais importante deles é a testosterona, hormônio responsável pelas mudanças que ocorrem numa pessoa do sexo masculino durante a puberdade.

O swadisthana ou chacra do umbigo

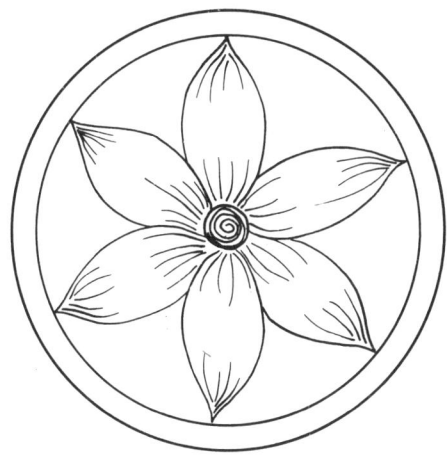

O sentido literal da palavra *swadisthana* é "domicílio próprio". Esse chacra se situa entre o púbis e o umbigo, sendo simbolizado por um lótus laranja com seis pétalas que irradiam a cor laranja. No interior das pétalas há um crescente que abriga um crocodilo. O crescente branco representa a lua, o símbolo da receptividade feminina. Ele está associado com o elemento água e afeta o fluxo de fluidos no corpo. As divindades que o presidem são Vishnu e Rakini, e seu mantra ou som é VAM.

Esse centro é regido pela lua e tem o amor e a sabedoria como suas qualidades de raio. A energia irradiada aqui tem uma qualidade mais sutil do que a energia "terra a terra" do centro da raiz.

O centro do umbigo está associado com o sexo e só desperta na puberdade. A energia sexual é a segunda energia mais poderosa de um ser humano, sendo a primeira a força vital do centro da raiz. Ele tem afinidade com o quinto centro ou chacra da garganta e, em certas práticas e disciplinas tântricas, a energia sexual dele advinda pode ser transmutada para o centro da garganta, onde é usada para a criatividade e a comunicação. Essa criatividade também se aplica aos mundos superiores. A alquimia sexual usa esse centro para a transformação pessoal, mas requer um controle físico e mental rigoroso.

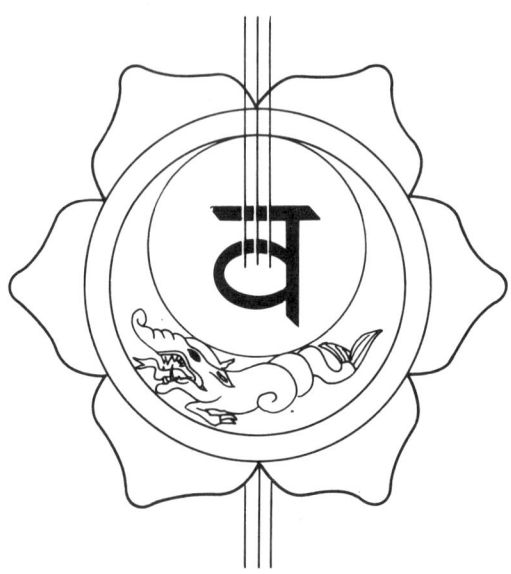

Os praticantes da ioga tântrica podem usar essa energia sexual de dois modos. Em primeiro lugar, com uma parceira, eles usam a união sexual como uma maneira de se unir à consciência cósmica. O segundo modo consiste em transmutar essa energia no interior de si mesmos a fim de unir as energias feminina e masculina que neles habitam. Diz-se que essa união torna a pessoa íntegra e lhe permite formar uma unidade com a realidade divina.

Esse centro está vinculado com as emoções do medo e da ansiedade. As glândulas e órgãos por ele influenciados são a pele, os órgãos de reprodução (especialmente os femininos), os rins, a bexiga, o sistema circulatório e o sistema linfático. As glândulas endócrinas a ele associadas são as supra-renais.

O bloqueio desse centro pode resultar na incapacidade de a mulher atingir o orgasmo durante a união sexual. No homem, o bloqueio se manifesta como ejaculação precoce ou incapacidade de conseguir uma ereção. Outros distúrbios causados são anormalidades nas funções dos rins e da bexiga, como infecções e controle urinário deficiente, problemas no sistema circulatório, na menstruação e na produção do fluido seminal.

Quando funciona no seu pleno potencial, esse centro abre os poderes intuitivos e mediúnicos. Quando do seu primeiro despertar, ele pode perturbar as energias sexuais e acentuar a percepção de estímulos exteriores. Isso voltará a encontrar seu equilíbrio, mas num nível mais elevado de consciência.

As glândulas supra-renais

Há duas glândulas supra-renais, cada uma delas situada na parte superior de cada rim. Elas têm cerca de uma polegada de comprimento e são de cor amarelada. Contêm um córtex exterior e um interior ou medula.

O córtex é responsável por secretar substâncias conhecidas como esteróides. Essas substâncias se dividem em três grupos principais.

Grupo A São os corticóides minerais. Eles operam nos túbulos dos rins para ajudar a reter o sódio e o cloreto no corpo e a excretar o excesso de potássio.

Grupo B São os glucocorticóides. Eles assistem a conversão dos carboidratos em glicogênio. Aumentam a taxa de açúcar no sangue, ajudam na utilização da gordura, reduzem o número de linfócitos e de eosinófilos no sangue e reduzem a taxa de multiplicação de certas células do tecido conjuntivo. Essa ação tende a suprimir a reação natural à cura e, portanto, a retarda. Os outros hormônios desse grupo são a cortisona e a hidrocortisona.

Grupo C São semelhantes aos hormônios produzidos pelas gônadas. Eles influenciam o crescimento e o desenvolvimento sexual das mulheres e dos homens.

Os hormônios secretados pelo córtex são influenciados pelo hormônio adrenocorticotrópico (ACTH), secretado pela pituitária.

A medula das glândulas supra-renais secreta adrenalina e noradrenalina. A adrenalina estimula o sistema nervoso simpático e causa a constrição das artérias do corpo. Isso resulta num aumento dos batimentos cardíacos e numa elevação da pressão sangüínea. A adrenalina também estimula o fígado a converter o glicogênio em glicose, que é usada durante a atividade muscular. As supra-renais são com freqüência chamadas de "glândulas da luta ou fuga", porque secretam adrenalina no sangue em momentos de tensão, perigo ou excitação a fim de estimular o corpo a entrar em ação.

A doença de Addison Essa doença é causada pela disfunção das glândulas supra-renais quando se chega à idade adulta. Os sintomas são pressão baixa, distúrbios digestivos e uma pigmentação marrom da pele e das membranas mucosas.

A síndrome de Cushing Essa doença é provocada pela hipersecreção de hidrocortisona. Ela produz o arredondamento do rosto (rosto de lua), a obesidade, a hipertensão, o diabetes e a osteoporose.

O manipura ou chacra solar

A palavra *manipura* significa "cidade de jóias" ou "repleto de jóias". Esse chacra tem esse nome por ser o centro do fogo, o ponto focal de calor que irradia como um sol dourado.

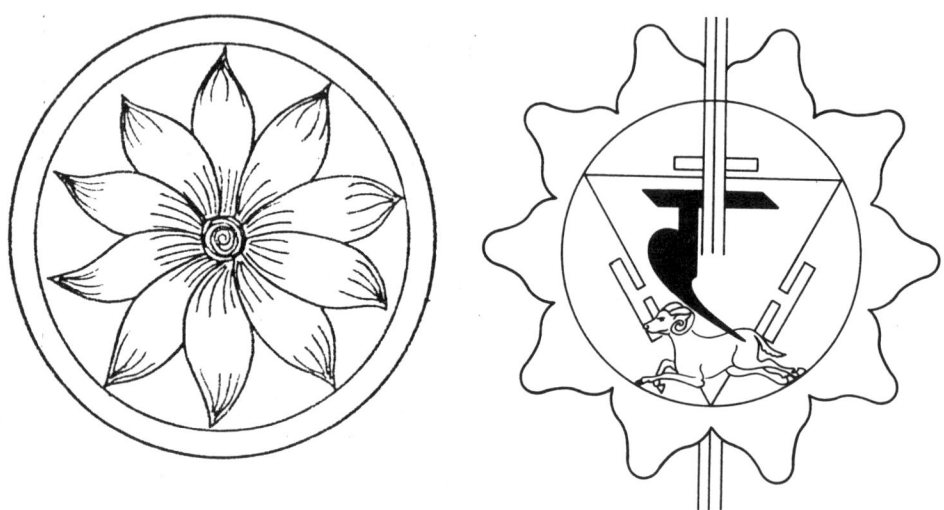

Na filosofia chinesa, ele é chamado de tríplice aquecedor porque, durante o processo de digestão, é gerado calor. No ensinamento japonês, ele é denominado *Hara*, que significa "ventre". Muitas escolas esotéricas ensinam o canto em sobretom para ativar as energias desse centro.

O manipura está situado entre a décima segunda vértebra torácica e a primeira vértebra lombar. É descrito como um lótus amarelo brilhante de dez pétalas. No seu centro há um triângulo vermelho virado para baixo com uma projeção em forma de T em cada um dos seus três lados. O animal desse chacra é o carneiro (*ram*), e seu mantra ou som é RAM. As divindades são Rudra, o deus das tormentas, e Lakini, a deusa da boa sorte.

Trata-se do centro da vitalidade dos corpos físico e psíquico porque é o centro em que o *prana* (a vitalidade de movimento ascendente) e o *apana* (a vitalidade de movimento descendente) se encontram, gerando o calor necessário à manutenção da vida. Quando essas duas energias se encontram, o manipura é despertado. Regido pelo sol, ele tem a qualidade de raio da inteligência ativa.

No nível astral ou emocional, esse centro está ligado ao desejo e às emoções. E exige especial atenção em pessoas que carecem de confiança e coragem.

No nível físico, esse centro está associado especialmente com o processo da digestão e da absorção. As glândulas, processos e órgãos influenciados por esse chacra são a respiração, o diafragma, o estômago, o duodeno, a vesícula biliar e o fígado. A glândula endócrina com ele associada é o pâncreas.

Quando esse chacra é instável, a pessoa pode ver-se sujeita a rápidas oscilações de humor e pode padecer de depressão, introversão, letargia, digestão deficiente e hábitos alimentares anormais. Sua disfunção pode levar à instabilidade nervosa e ao câncer, caso as energias do centro do coração não consigam expressar-se no plano físico. O manipura estabelece a interação entre o centro do coração e o do umbigo e, se estiver bloqueado, impedirá que a sexualidade se vincule com o amor. Quando esse centro está aberto, a pessoa tem uma vida emocional profunda e gratificante.

Esse centro também está ligado à capacidade interior de relacionamento. Quando duas pessoas formam uma amizade, também são formados vínculos entre seus plexos solares. Quanto mais forte o relacionamento, tanto mais fortes esses vínculos. Se o relacionamento terminar, lentamente os vínculos vão se desfazendo. Forma-se um vínculo semelhante entre a mãe e o bebê recém-nascido.

O pâncreas

O pâncreas está situado atrás do estômago e ocupa uma posição transversal que cruza a parede abdominal posterior no nível da primeira e da segunda vértebras lombares. É uma glândula de estrutura semelhante à das glândulas salivares. Tem uma secreção exterior e uma interior; a secreção exterior é a insulina.

Apenas parte do pâncreas é endócrina. Trata-se das ilhotas de Langerhans, que secretam a insulina responsável pelo metabolismo do açúcar. Sem essa substância, os músculos não podem usar o açúcar, que circula no sangue, para obter energia. O açúcar é usado pelos tecidos em forma de glicose. Para produzir energia, esta é decomposta em dióxido de carbono e água. Qualquer excesso de açúcar no sangue é armazenado no fígado na forma de glicogênio. Se o nível de açúcar no sangue for demasiado alto, o excedente será excretado pelos rins e aparecerá na urina.

Se as ilhotas de Langerhans não funcionarem adequadamente, devido a alguma deficiência, passará a haver falta de insulina da qual resulta o diabetes, que é uma condição em que o nível de açúcar no sangue é demasiado alto e que costuma ser diagnosticada mediante o aparecimento de açúcar na urina.

O anahata ou chacra do coração

A palavra *anahata* significa o "intocado". Todos os sons do universo são produzidos pelo atrito de objetos, que produz vibrações ou ondas sonoras. O som primordial, que vem de um "lugar" que está além deste mundo, é a fonte de todos os sons, sendo conhecido como o som anahata. Esse é o centro no qual se manifesta o som. Também é nele que começa a senda que leva à consciência superior.

O chacra do coração está situado entre a quarta e a quinta vértebras torácicas e é simbolizado por um lótus verde de doze pétalas. No centro do lótus há um hexagrama (como na estrela de Davi), associado com o elemento ar e o sentido do tato. Seu planeta regente é Vênus e sua qualidade de raio é a harmonia por meio do conflito. O mantra que vibra com esse centro é YAM. O animal descrito é um antílope; as divindades são Isha e Kakini.

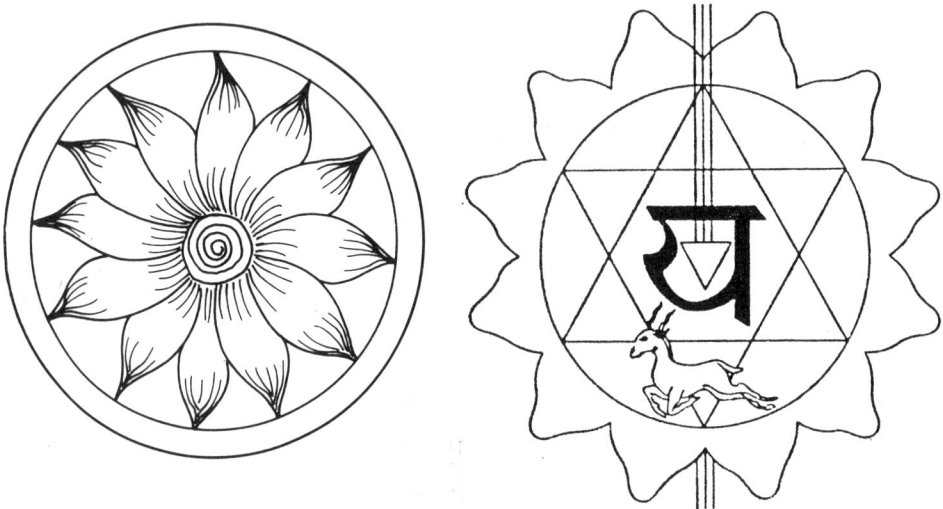

No nível físico, o anahata está associado com o coração e o sistema circulatório, os pulmões e o sistema respiratório, o sistema imunológico, os braços e as mãos. A glândula endócrina a que é atribuído é o timo.

Esse é o centro através do qual amamos. O amor pode ser expresso em muitos níveis: pode ser puramente egoísta, exigente e restritivo ou pode ser compassivo e cuidadoso. Quanto mais aberto estiver esse centro, tanto maior será a nossa capacidade de dar amor espiritual incondicional. É por meio desse centro que nos vinculamos com aqueles com quem temos um relacionamento amoroso. Quando esse centro está aberto, podemos perceber a beleza e o amor espiritual em nossos semelhantes. Seu despertar traz maior sensibilidade ao toque e desapego dos objetos materiais.

Há logo abaixo do chacra do coração um centro menor que é representado por um lótus vermelho de oito pétalas. Trata-se do chacra conhecido como *kalparvriksha* ou árvore kalpa. Dentro desse lótus está representada uma ilha de pedras preciosas que contém um altar de jóias em que um devoto pode entrar em meditação a fim de encontrar o seu guru. A seguinte descrição deste último centro foi extraída de *Yoga*, de Ernest Wood.

> Que ele encontre no seu coração um copioso oceano de néctar;
> E, dentro dele, uma bela ilha de pedras preciosas;
> Cujas areias são de um dourado brilhante e salpicadas de jóias.
> Suas praias estão arborizadas por uma miríade de florações,
> E, dentro dela, arbustos, árvores, trepadeiras e juncos raros
> Difundem por todo lado uma fragrância muito agradável aos sentidos.
>
> Quem tiver nos lábios o gosto da suavidade da divina completude
> Verá aí uma árvore deveras prodigiosa
> Em cujos longos ramos nascem frutos de toda espécie:
> Os quatro potentes ensinamentos que sustentam o mundo.
> Ali, os frutos e as flores não conhecem morte nem tristeza,
> Enquanto as abelhas zumbem e doces pássaros cantam para eles.

Agora, sob a sombra dessa pacífica pérgula,
É visto um templo de rubis muito radiantes.
E aquele que ali procurar encontrará num trono raro
Seu querido amado entronizado.
Que ele habite com a sua mente, como define o seu mestre,
Aquela Forma Divina, com suas características e manifestações.

O timo

O timo é uma glândula situada no tórax, atrás do esterno e diante do coração. Ele consiste principalmente em tecido linfóide, tendo um papel na formação dos linfócitos. Quando nascemos, essa glândula é bem grande, e seu tamanho continua a aumentar até a puberdade, quando ela começa a se reduzir. O timo tem importante função no sistema imunológico do corpo.

Afirma-se que certas práticas ióguicas podem manter essa glândula ativa, conservando assim a pessoa jovem e o sistema imunológico forte.

O vishuddha ou chacra da garganta

A palavra *vishuddha* significa purificar, razão pela qual esse chacra é o centro da purificação. Ele é simbolizado por um lótus azul-violeta enfumaçado com dezesseis pétalas. No centro do lótus há um triângulo com o vértice para baixo que contém um círculo branco. Esse chacra está associado ao elemento éter e ao sentido da audição. Vinculado com o planeta Mercúrio, ele tem como qualidade de raio a ciência e o conhecimento concretos. O animal descrito é o elefante; as divindades são Sadasiva e Sakini, e seu mantra ou som é HAM.

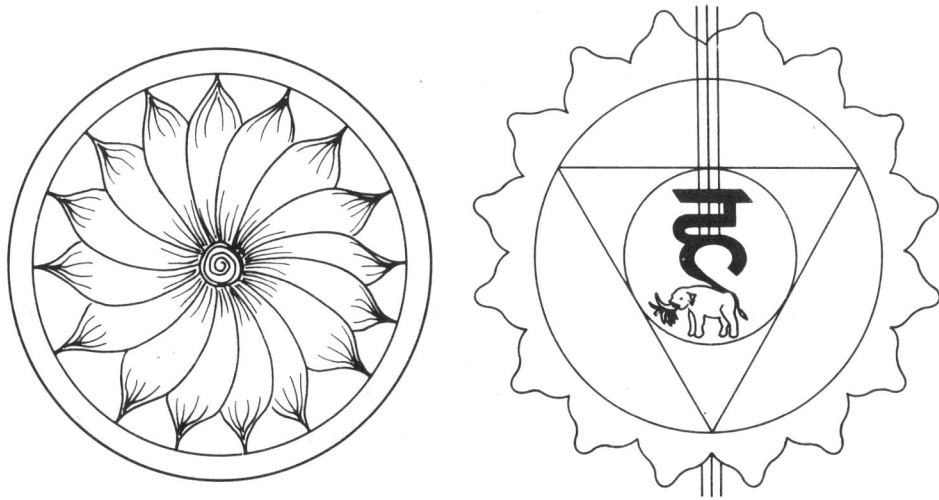

Afirma-se que o centro da garganta é o lugar em que o néctar divino (o elixir místico da imortalidade) é provado. Esse néctar é uma espécie de secreção doce produzida pela glândula conhecida como *lalana chakra*, localizada perto da parte posterior da garganta. A glândula do néctar é estimulada por práticas ióguicas superiores, podendo o néctar sustentar um iogue por qualquer período de tempo sem a ingestão de comida ou água.

No nível físico, esse chacra rege o sistema nervoso, os órgãos reprodutores femininos, as cordas vocais e os ouvidos. Estão associadas com ele as glândulas endócrinas tireóide e paratireóides.

O chacra da garganta é o centro criativo, especialmente da palavra falada. O uso desse centro na comunicação é característica peculiar da humanidade. No misticismo tibetano, cada som tem o valor de uma vibração, de uma energia invisível, sendo por isso enunciado apenas quando necessário. Nos dias de hoje, falamos interminavelmente acerca de nenhuma coisa em particular e, graças a isso, amortecemos a nossa percepção do som. No esoterismo oriental, o som sempre foi usado, na forma de mantras, para elevar a percepção e o nível de consciência. Isso foi introduzido no Ocidente pelo Maharishi Mahesh Yogi na forma de MT (meditação transcendental).

O vishuddha é usado para cantar. A música produzida pela voz é deveras terapêutica. As enfermarias monásticas cristãs medievais empregavam a música para ajudar as pessoas que sofriam dor, confortar os doentes terminais e dar apoio a uma morte consciente. Músicos contemplativos de Denver, EUA, restabeleceram essa tradição. Há dezoito anos, Therese Schroeder-Sheker formou um grupo, denominado as Parteiras do Cálice, que usa harpas e a voz na assistência de todo o processo da morte e do morrer, em casa, no hospital ou no asilo. Seu trabalho com a resolução da dor e com a possibilidade de uma morte consciente dedica particular atenção à restauração da dignidade, da intimidade e da reverência no âmbito da experiência pessoal e comunitária do falecimento. Esse trabalho está descrito em seu livro *The Luminous Wound*.

O centro da garganta é a ponte que cruzamos para passar do domínio físico ao espiritual. Quando esse chacra está aberto, a comunicação com velhos amigos pode ficar difícil, tendo em vista que o ingresso no reino espiritual muda as nossas energias, e os antigos amigos, sentindo essas alterações, encontram dificuldade para se comunicar com as energias espirituais. Mas essas novas energias começam a atrair novos amigos de mente semelhante. Quando desperto, esse centro traz consigo o dom da telepatia e o conhecimento do passado, do presente e do futuro.

Os desequilíbrios nesse centro podem provocar asma, vertigens, alergias, anemia, fadiga, laringite, dor de garganta e problemas menstruais. Também podem causar tendência a problemas respiratórios e de pele. Podem surgir ainda sentimentos de vazio e dificuldades de auto-expressão.

A glândula tireóide

A tireóide está situada na parte inferior do pescoço. Ela consiste em dois lóbulos, que estão situados em ambos os lados da traquéia e unidos por um istmo que passa na frente deste último órgão. Os hormônios ativos nessa glândula são a tiroxina e a tri-iodotironina. Esses hormônios contêm uma alta porcentagem de iodo. Uma das principais funções da tireóide é restaurar o iodo do corpo. A secreção da tiroxina é regulada pelo hormônio tireotrópico (TSH), secretado pelo lóbulo anterior da pituitária.

As funções dessa glândula são:

a) controle do metabolismo do corpo;
b) manutenção da pele e dos cabelos em boa condição;
c) influência sobre a irritabilidade do sistema nervoso;
d) cooperação com as outras glândulas de secreção interna para manter o equilíbrio endócrino do corpo;
e) controle do crescimento do corpo e do desenvolvimento mental na infância; e
f) armazenamento de iodo.

A hipersecreção dos hormônios da tireóide produz uma doença chamada tireotoxicose (doença de Basedow). Ela está em geral associada com o bócio, que é um alargamento da glândula tireóide que forma um papo. Os sintomas são a protuberância dos globos oculares, pulsação acelerada, aumento da sudorese e nervosismo geral. Embora coma bem, a pessoa doente costuma ser magra devido ao aumento da taxa metabólica. Por causa do efeito dessa hipersecreção sobre as outras glândulas endócrinas, ocorrem distúrbios no ciclo menstrual.

A subsecreção dessa glândula difere em adultos e crianças. Naqueles, ela é conhecida como mixedema, e os sintomas são o contrário dos da hipersecreção. A pessoa tende a ganhar peso, a pele fica seca e espessa, e os cabelos, ralos. A taxa metabólica é reduzida, causando dificuldades na manutenção do calor do corpo. Na infância, essa condição é conhecida como cretinismo e leva a um retardamento do crescimento e a uma falha no desenvolvimento mental.

As glândulas paratireóides

Há quatro glândulas paratireóides, que têm mais ou menos o tamanho de uma ervilha e estão situadas atrás de cada um dos quatro pólos da glândula tireóide. O hormônio que secretam é o parathormônio (PTH), que controla o metabolismo do cálcio no corpo. A hipossecreção desse hormônio dá origem a uma condição conhecida como tetania. Ela impede o corpo de mobilizar e usar o cálcio, reduzindo assim a um nível mínimo o conteúdo de cálcio do sangue. Os sintomas são espasmos musculares e aumento da irritabilidade do sistema nervoso. A hipersecreção produz um aumento do nível de cálcio no sangue e na urina e leva à osteíte fibrosa, que é uma doença dos ossos.

O ajna ou chacra frontal

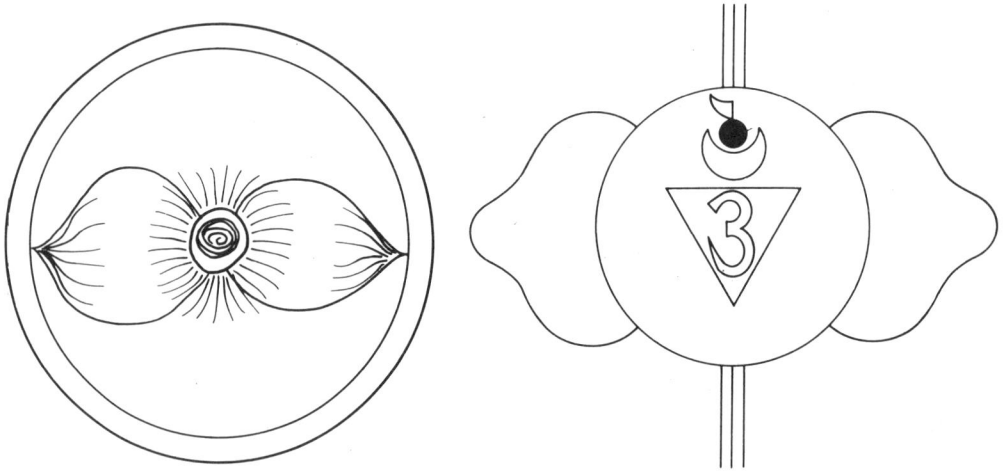

A palavra *ajna* significa "comando", e é nesse centro que recebemos ordens do Eu superior. Ele é descrito como tendo duas pétalas e está situado no centro da testa. Esse centro é às vezes denominado terceiro olho e, quando desperto, age como um terceiro olho, graças ao desenvolvimento dos dons da telepatia e do saber.

O chacra frontal é simbolizado por um círculo contendo um triângulo dourado de vértice voltado para baixo. Seu mantra é OM, e as divindades são Sakti Hakini e Shiva. Regido pelo planeta Urano, o ajna tem a devoção e o idealismo como suas qualidades de raio.

As duas pétalas representam o Eu-ego e o Eu-espírito, a mente lógica e a mente intuitiva. Nesse centro, os dois principais nadis, o *ida* (masculino) e o *pingala* (feminino), se encontram, e os aspectos feminino e masculino da pessoa se fundem, disso resultando um despertar espiritual.

O chacra frontal é usado com freqüência como centro de concentração durante a meditação. Através do seu despertar, desenvolvem-se os dons da clarividência, da clariaudiência e da telepatia. O ajna por vezes é considerado a porta que leva a domínios mais profundos e mais elevados de consciência. Por meio desse chacra, a pessoa pode aumentar os poderes da inteligência, da memória, da força de vontade, da concentração e da visualização.

Quando esse centro é plenamente despertado, ficamos além do nosso carma (tendo alcançado o nível do nosso caminho espiritual, em que a lei da causa e efeito já não tem relevância para nós), mas somos capazes de ver o carma dos que nos cercam e das nações do mundo. Quando estamos centrados nesse chacra, temos atribuído a nós o poder de auxiliar os outros a dissolver seu carma.

No nível físico, o ajna se vincula com os olhos, o nariz, os ouvidos e o cérebro. A instabilidade nesse centro leva ao cansaço, à irritabilidade, à confusão e aos pensamentos rígidos.

Os desequilíbrios podem provocar problemas nos seios nasais, catarro, febre do feno, insônia, tensão mental, neurite e enxaqueca. A glândula endócrina associada com o centro frontal é a pituitária.

A glândula pituitária

A pituitária tem cerca de um centímetro de diâmetro e está situada na base do cérebro. Ela é formada por um lóbulo anterior e um posterior que têm modalidades distintas de desenvolvimento e funções inteiramente diferentes.

O lóbulo anterior costuma ser considerado a principal glândula do sistema endócrino. Ele está sob a influência do hipotálamo, que secreta fatores de liberação para cada um dos hormônios tróficos. Eles vão do hipotálamo para a pituitária anterior (adeno-hipófise) no sangue do sistema portal que corre na base da pituitária. As secreções do lóbulo anterior da pituitária controlam as atividades das outras glândulas endócrinas. Os hormônios que ele secreta são:

a) a somatotropina, que é o hormônio do crescimento (GH). A hiperfunção desse hormônio na infância leva a um crescimento excessivo no comprimento dos ossos, condição conhecida como gigantismo. A hipofunção resulta em obesidade e desordens do metabolismo dos carboidratos, podendo provocar deficiências no desenvolvimento sexual;
b) o hormônio estimulador da tireóide (TSH);
c) o hormônio adrenocorticotrópico (ACTH). Esse hormônio é uma substância protéica que estimula o córtex das glândulas supra-renais a secretar seus próprios hormônios;
d) os hormônios gonadotrópicos (GTH). São hormônios essenciais ao desenvolvimento normal dos órgãos sexuais e estimulam a produção dos vários hormônios das glândulas sexuais;
e) a prolactina. Trata-se de um hormônio lactogênico que ajuda a controlar a secreção de leite da mama.

O lóbulo posterior secreta dois hormônios: a vasopressina e a oxitocina. A vasopressina é um hormônio antidiurético (ADH) que concentra a urina ao aumentar a absorção de água nos túbulos renais distais. Ela aumenta a pressão sangüínea e provoca a contração de músculos involuntários, particularmente dos intestinos e da bexiga. A oxitocina estimula os músculos do útero durante o trabalho de parto e imediatamente depois dele. Ela também estimula a mama a secretar leite.

O sahasrara ou chacra da coroa

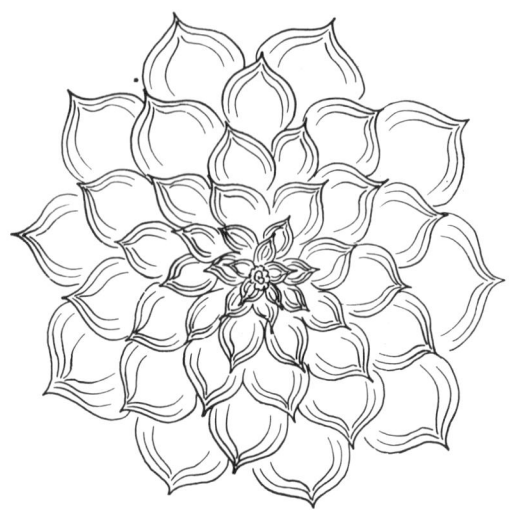

O chacra *sahasrara* está situado logo acima do topo da cabeça. Ele é simbolizado como um lótus de mil pétalas que representa a infinidade. Esse chacra nos leva à existência eterna, infinita, suprema. É o centro da pura consciência e a residência de Shiva. Quando a kundalini se levanta, Shiva e Shakti se unem, produzindo uma transformação da consciência humana. (No hinduísmo, Shakti é o princípio ou poder da deusa, Shiva é o aspecto do poder Divino responsável pela elevação do homem da sujeição física à iluminação espiritual. Mediante as práticas superiores da ioga, em conjunção com a meditação sobre os chacras, o poder da terra – Shakti – passa pelos chacras para se harmonizar com o poder espiritual de Shiva.) Quando alcançarmos esse estado, teremos alcançado a realização e transcendido a necessidade de reencarnar num corpo físico, a não ser que o prefiramos a fim de ajudar a humanidade. Esse centro é regido pelo planeta Netuno e tem a qualidade de raio da magia branca cerimonial. Não há mantra para o chacra da coroa.

O sahasrara está situado fora do corpo físico e vincula-se principalmente com a consciência superior do verdadeiro eu. A cor violeta, que dele irradia, é a cor da dignidade, do respeito por si mesmo e da cura. A glândula endócrina com ele associada é a pineal.

Quando esse centro está aberto, a pessoa vê sua própria espiritualidade de maneira bem pessoal, uma espiritualidade que não está presa a nenhum dogma. O pleno despertar desse centro permite que a pessoa trabalhe com os três chacras superiores mencionados na página 22.

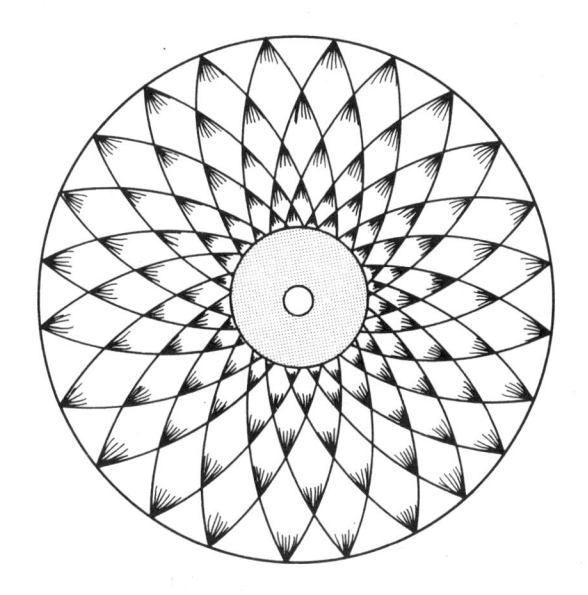

A glândula pineal

A glândula pineal é uma pequena estrutura cinza avermelhada com o tamanho aproximado de uma ervilha. Ela está situada por cima dos tubérculos quadrigêmeos anteriores, bem em frente do cerebelo. Sua principal secreção é a melatonina, que afeta o relógio biológico do corpo. O nível de melatonina no sangue alcança a taxa mais alta à noite, sofrendo um gradual decréscimo no decorrer do dia. Essa glândula regula o início da puberdade, induz ao sono e influencia nossos estados de espírito.

Somos seres de luz que encarnaram num corpo físico. Jacob Liberman, no seu livro *Light: Medicine of the Future*, o reitera. Ele afirma que a luz natural que contém a porção ultravioleta do espectro é vital para o nosso bem-estar. Para ele, a luz que entra pelos nossos olhos é usada não só para ajudar a nossa visão como para ativar nosso relógio biológico por meio da glândula pineal e do hipotálamo. Este último é responsável pelo controle das funções que mantêm o corpo em equilíbrio.

Acredito que a pineal seja estimulada durante a meditação, secretando hormônios que podem nos levar aos estados superiores de consciência. Ela pode produzir as mesmas experiências provocadas pelo LSD, mas com muito mais segurança. Às vezes se fala da pineal como a glândula alucinatória. A filosofia iogue ensina que ela é o vínculo entre o corpo físico grosseiro e o corpo psíquico mais sutil.

O chacra esplênico

O chacra esplênico não é um chacra maior, mas tem grande importância. Ele tem seis pétalas ou raios e está situado no ponto em que dois centros menores se unem acima do baço. Trata-se do centro de absorção do prana.

O prana é a força vital que existe nos animais, nas plantas e nos seres humanos e que, nestes últimos, se manifesta nos níveis físico, astral e mental. Sua manifestação no plano físico parece depender da luz solar; o prana emana do sol e penetra em alguns dos átomos físicos que flutuam em grande número na atmosfera terrestre, levando-os a brilhar. Num dia ensolarado, há prana em abundância; num dia nublado, ele sofre grande redução e, à noite, é praticamente inexistente. Parece que, à noite, usamos o prana produzido no dia anterior. À noite, quando o corpo adormece, os nervos e músculos relaxam e a assimilação do prana acontece. Isso explica o grande poder de recuperação do sono, mesmo que não passe de uma rápida soneca.

O chacra esplênico absorve os glóbulos de vitalidade da atmosfera e os decompõe nas sete variações do prana, cada qual irradiando a sua própria cor. Os outros sete chacras absorvem e distribuem esse prana para o corpo etérico e, em seguida, para o corpo físico. As sete variedades de prana irradiam o vermelho rosado, o vermelho-escuro, o laranja, o amarelo, o verde, o azul e o violeta. O índigo do espectro é dividido entre os raios violeta e azul, enquanto o vermelho se cinde em prana vermelho rosado e prana vermelho-escuro. Cada uma das seis pétalas ou raios desse chacra absorve um dos diferentes tipos de prana e o distribui para a parte do corpo à qual está afiliada. A sétima variedade, que é o rosa-claro, passa pelo centro do chacra e é distribuída para todo o sistema nervoso. Uma pessoa que careça dessa cor pode ser sensível, intensamente irritável, inquieta e passível de sofrer bastante com o mínimo ruído ou toque. Isso pode ser aliviado inundando-se a pessoa com o rosa-claro.

O baço

O baço está situado atrás das costelas inferiores do lado esquerdo do abdômen.

O baço não é uma glândula endócrina e, pelo que se sabe, não produz nenhuma secreção interior importante. Ele é melhor descrito como um órgão linfático, por ser uma glândula composta em especial de tecido linfóide, sendo cercado por uma cápsula fibrosa.

Suas principais funções são a destruição dos corpúsculos sangüíneos vermelhos velhos e desgastados, a produção de alguns anticorpos e a defesa do corpo contra a infecção, o fornecimento de alguns dos linfócitos do sangue e, por vezes, a destruição de plaquetas.

Do ponto de vista médico, o baço não é essencial à vida, podendo ser removido sem nenhum prejuízo permanente para a saúde.

3

A estrutura dos pés

Os reflexologistas trabalham a maior parte do tempo com os pés do paciente. Por isso, considero importante conhecer a sua anatomia para que possamos localizar correta e facilmente os reflexos.

Cada pé contém vinte e seis ossos e trinta e três articulações unidos por mais de cem ligamentos. Os vinte e seis ossos são:

O calcâneo
O astrágalo (osso do tarso)
O navicular
O cubóide
3 ossos cuneiformes
5 ossos metatársicos
14 falanges (o dedo grande contém duas falanges, e os outros quatro contêm três cada um). (Ver Figura 7.)

Fig. 7. Estrutura óssea do pé

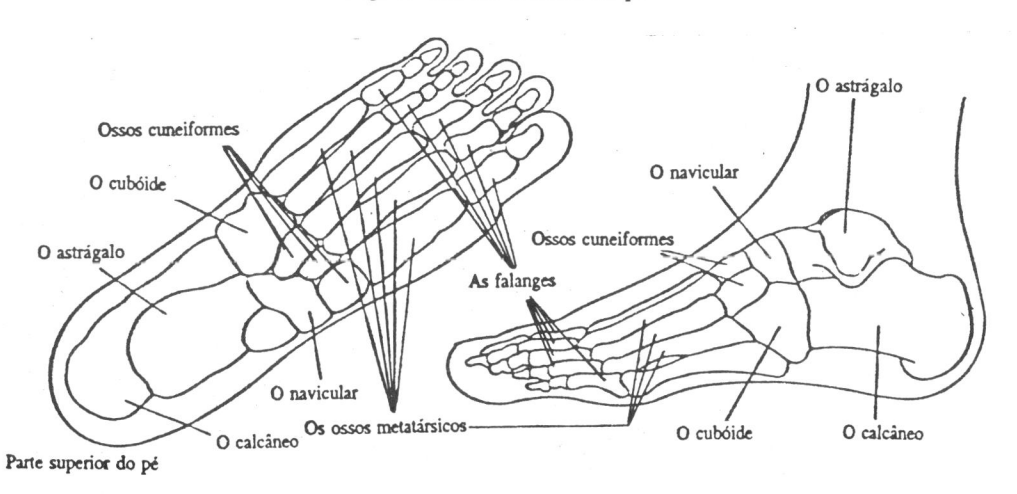

O astrágalo e o calcâneo estão situados na parte posterior do pé. A parte anterior contém o cubóide, o navicular e os três ossos cuneiformes. A palavra *cuneiforme* significa "em forma de cunha"; esses três ossos são chamados de cuneiforme medial, intermediário e lateral. O astrágalo é o único osso do pé que se articula com o perônio e a tíbia, ossos da perna. Quando andamos, cabe ao astrágalo suportar de início todo o peso do corpo. Parte desse peso é então transmitida ao calcâneo e aos outros ossos do tarso. O osso do calcanhar ou calcâneo é o maior e mais forte osso do pé.

Há cinco ossos metatársicos, cada um dos quais formado por uma base proximal e um eixo com uma cabeça distal. Esses ossos se articulam proximalmente com o primeiro, segundo e terceiro ossos cuneiformes e com o cubóide; distalmente, articulam-se com as falanges. O primeiro osso metatársico é mais grosso do que o resto e suporta mais peso.

Tal como os ossos metatársicos, as falanges consistem numa base proximal, um eixo medial e uma cabeça distal. O hálux ou dedo grande tem duas grandes e pesadas falanges conhecidas como as falanges proximal e distal. Os outros quatro dedos têm cada um três falanges. Quando a pessoa usa sapatos muito apertados, o dedo grande pode ficar deformado, formando o que se conhece como joanete, condição que pode ser herdada. Outro problema que pode ocorrer é a artrite da primeira junta metatarsofalangeal. Isso produz inflamação das bolsas de fluido (cavidades) da junta, esporões e calos.

Os ossos do pé estão dispostos de modo a formar dois arcos: o arco longitudinal e o arco transverso (Figura 8). O arco longitudinal consiste na parte medial ou interna e lateral ou externa. Esses arcos permitem que o pé suporte o peso do corpo e dão o impulso enquanto se anda. Os ossos que compõem esses arcos são mantidos na posição pelos tendões e ligamentos. Se esses tendões e ligamentos enfraquecerem, a altura do arco longitudinal medial poderá reduzir-se ou desaparecer. Isso resulta numa condição conhecida como pé chato. Se o arco longitudinal medial for anormalmente elevado, o que com freqüência é provocado por um desequilíbrio muscular, ocorre uma condição chamada pé-de-garra (*clawfoot*).

Os músculos do pé são intricados e se comparam com os da mão; mas, enquanto os desta são especializados para movimentos precisos e complexos, os do pé se limitam à sustentação e locomoção. Os músculos do pé se dividem em dois grupos, o dorsal e o plantar. Há apenas um músculo dorsal, o *extensor digitorum brevis*. Os músculos plantares estão organizados em quatro camadas. A primeira camada consiste no *abductor hallucis, flexor digitorum brevis* e *abductor digiti minimi*. A segunda camada compreende o *quadratus plantae* e os lombricais. A terceira camada apresenta o *flexor hallucis brevis*, o *adductor hallucis* e o *flexor digiti minimi brevis*. A quarta camada consiste nos músculos interósseos dorsais e plantares.

Todos esses músculos são responsáveis pelo movimento dos dedos e do pé.

Pés que não causem incômodo e funcionem adequadamente são essenciais ao bem-estar do corpo inteiro. Pés anormais e com dores podem levar à má postura, à fadiga, às cãibras e à dor nas costas.

Fig. 8. Os arcos do pé

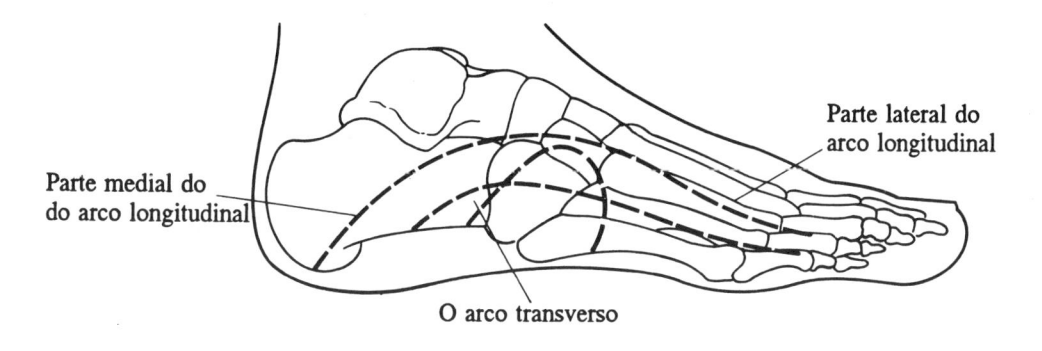

Parte lateral do arco longitudinal

Parte medial do do arco longitudinal

O arco transverso

Os pés suportam o peso do corpo e agem como alavancas para levantar o corpo e movê-lo para a frente. É, pois, importante que os nossos pés sejam mantidos em boas condições. As unhas devem ser conservadas curtas, e a pele áspera deve ser removida. Foi demonstrado que, se a unha do dedo grande estiver muito comprida e pressionar o lado do pé (parte do reflexo da cabeça), podem ocorrer dores de cabeça. Os pés de muitas pessoas são deformados pelo uso de sapatos inadequados. Isso prejudica a saúde porque os reflexos que ocorrem no local da deformidade são afetados. Em termos ideais, deveríamos caminhar descalços sempre que possível, permitindo que os pés se movam livremente e a pele respire.

Antes da realização de um tratamento reflexológico, é vital que se faça uma observação visual dos pés. Devemos procurar quaisquer anormalidades na estrutura óssea, na cor da pele e na temperatura dos pés. Isso pode dar a indicação da existência de uma doença no corpo. Por exemplo, uma alteração no tono da pele sob as falanges do segundo e do terceiro dedos pode indicar problemas oculares; pele dura ou calos acima de um reflexo podem revelar um problema na parte correspondente do corpo físico. Quanto mais você praticar essa arte visual, tanto mais vai perceber quanta informação pode ser obtida acerca de uma pessoa por meio da observação da condição dos seus pés.

4
A reflexologia

Elementos históricos

A reflexologia foi redescoberta pelo dr. William Fitzgerald, nascido em Middletown, EUA, em 1872. Em 1895, ele se graduou em medicina na Universidade de Vermont, e praticou em hospitais de Viena, Paris e Londres antes de se especializar em distúrbios do ouvido, do nariz e da garganta. Ele faleceu em Stamford, EUA, em 1942.

No início do século, ele começou a considerar a possibilidade de tratar o corpo por meio de pontos de pressão identificados nos pés. No seu livro sobre terapia zonal, ele afirma:

> A Índia e a China conheciam, há cinco mil anos, uma forma de tratamento por meio de pontos de pressão. Esse conhecimento, no entanto, parece ter se perdido ou ter sido esquecido. Talvez ele tenha sido deixado de lado em favor da acupuntura, que surgiu como o ramo mais forte da mesma raiz. [1]

Fazendo um retrospecto histórico, podemos encontrar provas do uso dessa técnica. Afirma-se que Cellini (1500-1571), o grande escultor florentino, usou uma forte pressão nos dedos dos pés e das mãos a fim de aliviar dores corporais com grande sucesso. Do mesmo modo, W. Garfield (1831-1881), um dos presidentes americanos, teria aliviado a dor decorrente de uma tentativa de assassinato aplicando pressão em vários pontos dos pés. Ao que parece, todas as outras medicações prescritas tinham fracassado.

As tribos de americanos nativos conheciam o relacionamento entre os pontos de reflexo e os órgãos interiores do corpo, tendo empregado esse saber no tratamento de enfermidades. Elas ainda o fazem nas reservas indígenas.

Em 1916, o dr. E. Bowers descreveu publicamente o tratamento proposto pelo dr. Fitzgerald, dando-lhe o nome de "Terapia Zonal". No ano seguinte, o trabalho dos dois foi publicado no livro *Zone Therapy*. A obra contínua propostas e recomendações terapêuticas para clínicos, dentistas, ginecologistas, especialistas em doenças do ouvido, do nariz e da garganta e quiropráticos. Na primeira edição do livro havia diagramas dos reflexos dos pés e a correspondente divisão das dez zonas do corpo, e o dr. Fitzgerald começou a ensinar esse método de tratamento a praticantes dando-lhes cursos de instrução.

Uma massagista americana, Eunice Ingham, interessou-se pelo método e começou a aprender mais sobre ele. Ela passou muitos anos fazendo experiências sobre o seu modo de funcionamento e desenvolveu um método de massagem sutil especial chamado Método Ingham de Massagem de Compressão. Ela o descreveu em seu livro *Stories the Feet Can Tell*. Acredita-se que a reflexologia tenha sido levada para a Inglaterra por Doreen Bayley, que fora discípula de Eunice Ingham.

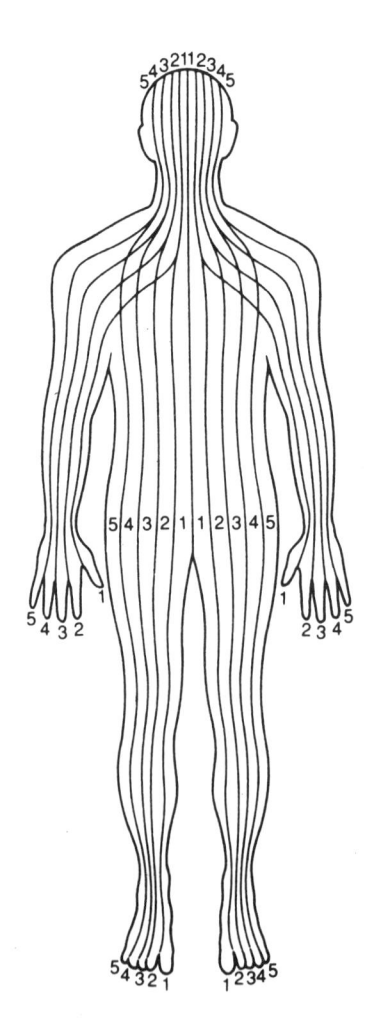

Fig. 9. As dez zonas de energia do corpo

Sola do pé direito   Sola do pé esquerdo

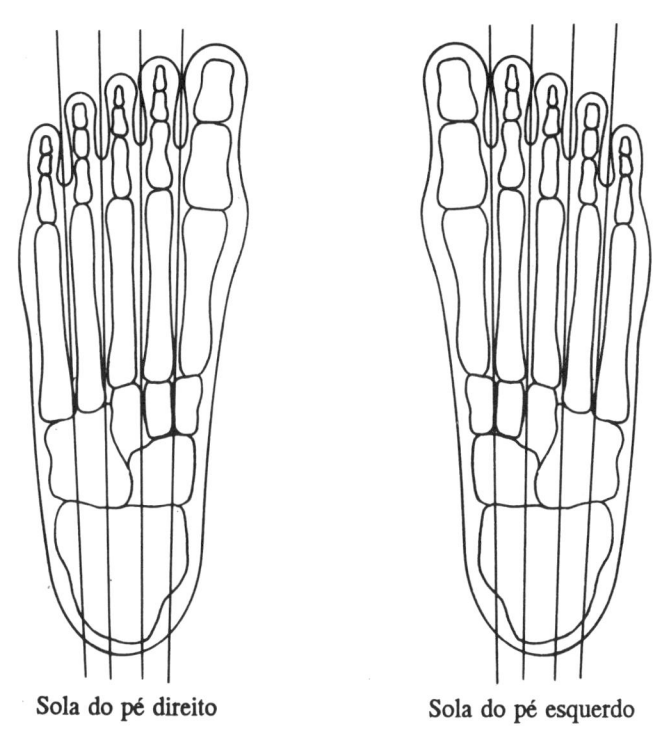

Fig. 10. As zonas perpendiculares

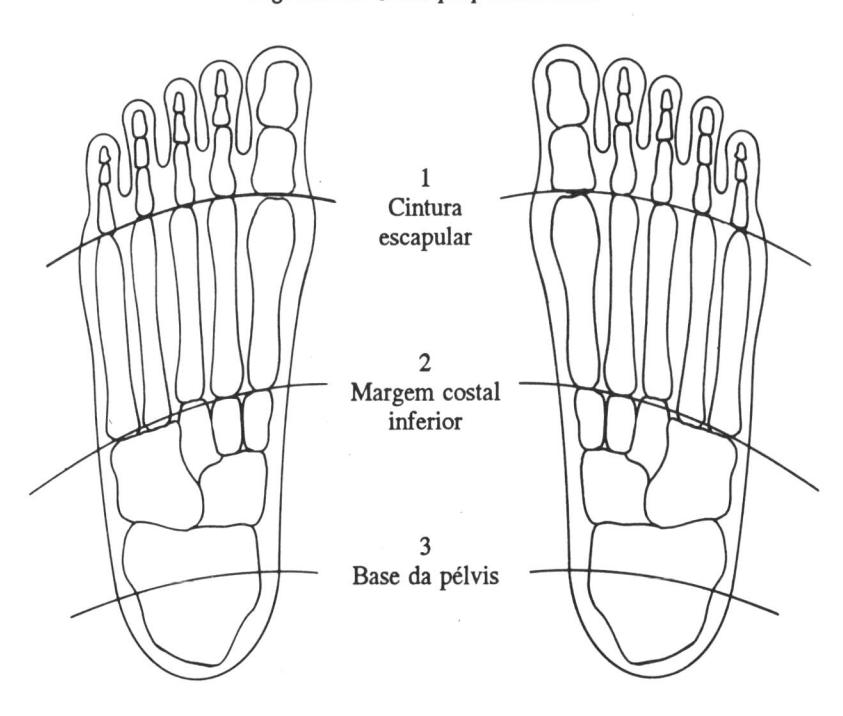

1
Cintura
escapular

2
Margem costal
inferior

3
Base da pélvis

Fig. 11. As zonas transversas

Segundo o dicionário médico, a palavra "reflexo" significa uma contração muscular involuntária decorrente de um estímulo externo e produzida por um órgão central como a medula espinhal. No contexto da terapia de zonas de reflexo, a palavra "reflexo" não é usada nesse sentido, mas com o significado de reflexão de todo o organismo, cabeça, pescoço e tronco, numa pequena tela que são os pés.

A reflexologia ensina que uma energia vital chamada força de vida ou prana circula de uma maneira rítmica equilibrada entre todos os órgãos do corpo. Ela também permeia toda célula e tecido vivos. Se essa energia for bloqueada, o órgão relacionado com o bloqueio passará a sofrer algum mal-estar. Do mesmo modo, as doenças vinculadas com as bactérias e vírus podem perturbar o equilíbrio energético do corpo.

O sistema humano, que funciona de acordo com a lei da polaridade, tem dois pontos principais. Um deles se situa no topo da cabeça e o outro, nos pés. Entre esses dois pólos circulam dez correntes energéticas distintas, cinco em cada metade do corpo, entre a cabeça e os dedos dos pés e das mãos. Essas correntes fluem em linhas perpendiculares denominadas zonas, no interior das quais estão todos os órgãos e músculos do corpo (Figuras 9 e 10).

Afora essas zonas de energia, os pés se dividem ainda em três zonas transversas. A primeira divisão está entre as falanges e os ossos metatársicos; acima daí, na zona 1, estão os reflexos da cabeça e do pescoço. A segunda divisão está entre os ossos metatársicos, cuneiformes e cubóide. Acima disso, na zona 2, estão os reflexos do tórax e da parte superior do abdômen. A terceira divisão fica a meio caminho entre o calcâneo e o astrágalo. Acima dela estão os reflexos do abdômen e da pélvis. O conhecimento das posições dessas zonas no pé facilita muito a localização da posição exata dos reflexos (Figura 11).

A sola ou planta dos pés e a palma das mãos são uma imagem especular do corpo inteiro; isso porque é aí que a energia termina e os reflexos são encontrados. A energia que termina nos pés é mais forte do que a que termina nas mãos, razão por que é muito mais benéfico tratar os pés. Se houver um bloqueio de energia em alguma zona, o paciente terá dor quando essa área particular estiver sendo tratada nos pés. É a essas zonas dolorosas que se administra a cor uma vez completado o tratamento normal. A cor correta vai ajudar a quebrar o bloqueio e a permitir que a força vital volte a fluir outra vez livremente. Uma vantagem adicional do uso da cor é a possibilidade de quebrar esses bloqueios sem dor.

Os bloqueios de energia nas zonas podem decorrer de muitas causas. Tensão, dieta desequilibrada, um estilo de vida que deixou de ser correto, um casamento ou relacionamento que se acaba, para citar apenas algumas. Para se erradicar o mal-estar, é preciso descobrir a causa, o que pode exigir muitas horas de aconselhamento. Às vezes, a pessoa pode enterrar no fundo de sua mente subconsciente essa causa por ser demasiado doloroso ter de encará-la. Outras conhecem a causa mas não a querem discutir por não estarem prontas para resolvê-la. Freqüentemente nós é que temos de desatar esses bloqueios se quisermos crescer e evoluir, mas muitas vezes é mais fácil permanecer onde estamos. Essa é a nossa escolha. Foi-nos dado o livre-arbítrio, e ninguém tem o direito de tirá-lo.

Um exemplo que mostra como é importante descobrir e erradicar a causa do mal-estar é dado por um paciente que se queixava de sinusite crônica. Durante o aconselhamento, discutimos a dieta, e ele revelou que comia grandes quantidades de produtos lácteos. Sabe-se que os derivados do leite produzem muco no corpo. O paciente foi aconselhado a eliminar esses produtos de sua dieta, caso quisesse livrar-se dessa condição, e ele concordou. Ele continuou o tratamento regular, mas pouco progresso foi alcançado. Questionado outra vez sobre a dieta, o paciente confessou que tentara afastar os laticínios, mas ainda não tivera força de vontade para fazê-lo.

Ouvi uma bela história sobre uma senhora que tinha câncer num estágio terminal. Seu desejo era ver o mundo antes de morrer. O marido, sabendo disso, vendeu a casa e as posses para realizar o desejo da esposa. Eles partiram num cruzeiro e visitaram muitos países bonitos. Na volta, a senhora estava curada, sem nenhum vestígio de câncer no corpo. Evidentemente, o que ela precisava era dessa mudança completa.

Quando não se pode encontrar a causa, o paciente continua a bloquear a energia que o reflexologista desbloqueou. Do mesmo modo, como o mostra o primeiro exemplo, se a causa for conhecida mas o paciente não quiser nem desejar trabalhar com ela, os canais de energia que o reflexologista libera serão bloqueados outra vez pelo paciente. Ao contrário da medicina convencional, em que é dada uma prescrição ao paciente e este não tem de assumir responsabilidade por si, na medicina complementar acontece o oposto. Espera-se que o paciente assuma a responsabilidade por si e trabalhe consigo e com o terapeuta a fim de efetuar a cura.

Os reflexos dos pés

Supondo que os leitores deste livro já sejam reflexologistas qualificados ou estejam em treinamento para isso, e leiam este livro porque estão interessados em usar a cor em seu tratamento, não pretendo dar muitos detalhes sobre os reflexos das mãos e dos pés nem sobre os métodos de tratamento. Isso já foi feito em muitos livros excelentes disponíveis no mercado, e creio que repetir o que já foi escrito não tem sentido. Minha opinião é a de que, quando se faz um tratamento reflexológico, é importante seguir uma ordem estabelecida. Isso garante que nenhum dos reflexos seja inadvertidamente omitido. Também é importante saber a posição exata dos pontos de pressão, razão pela qual incluí a estrutura óssea nos diagramas das zonas de reflexo existentes nos pés (Figuras 12-16).

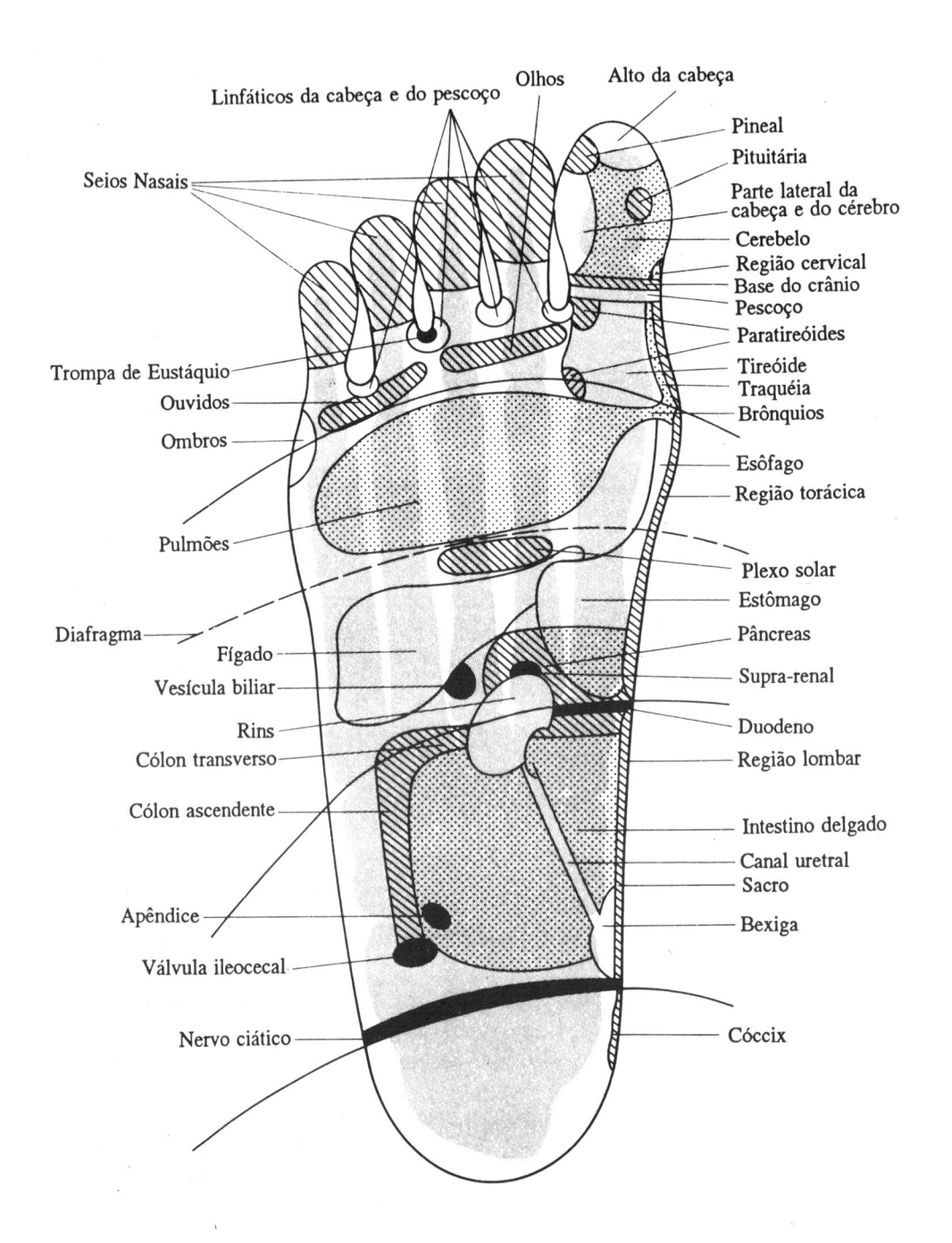

Fig. 12. Reflexos do pé direito vistos de baixo

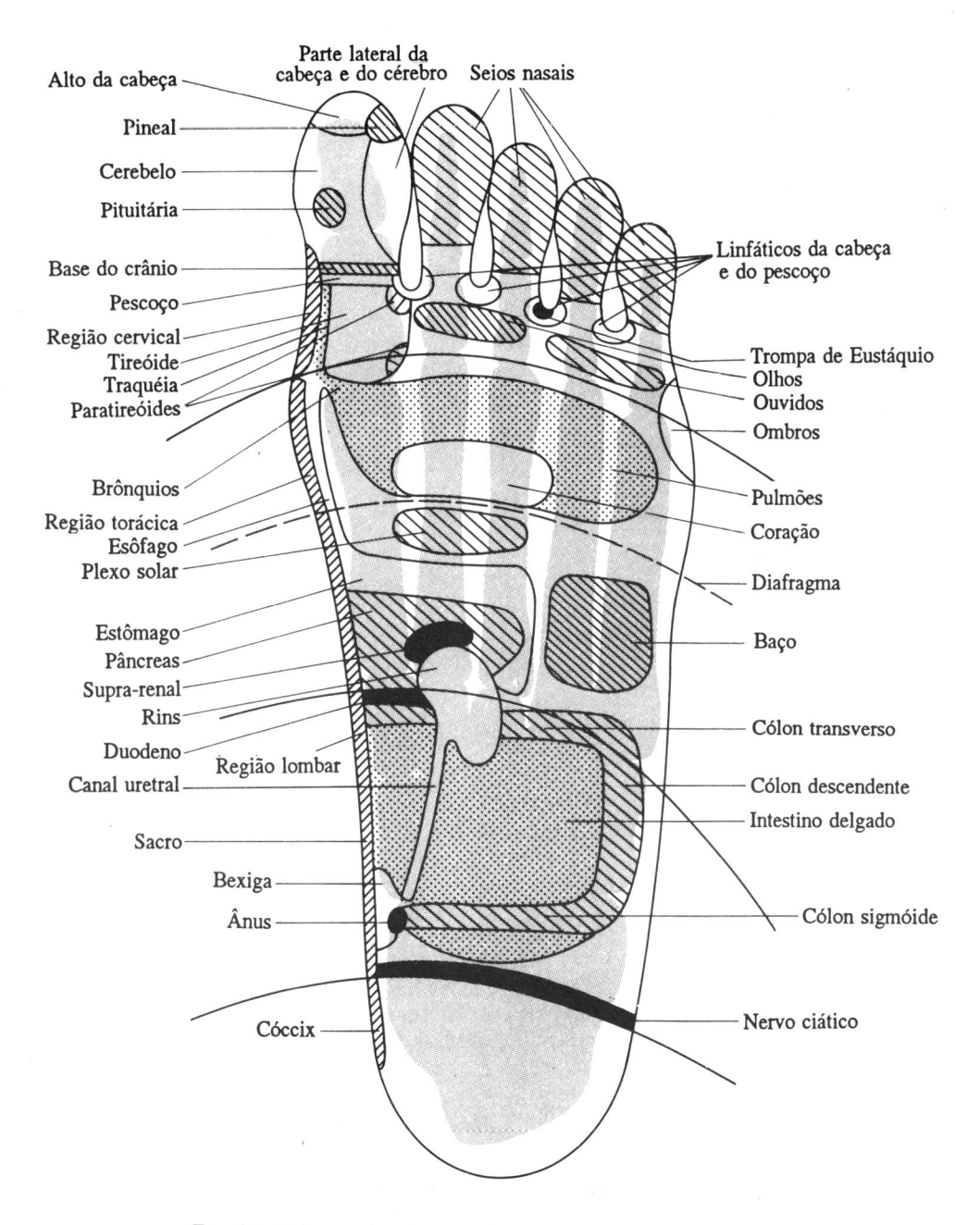

Fig. 13. Reflexos do pé esquerdo vistos de baixo

PÉ ESQUERDO   PÉ DIREITO

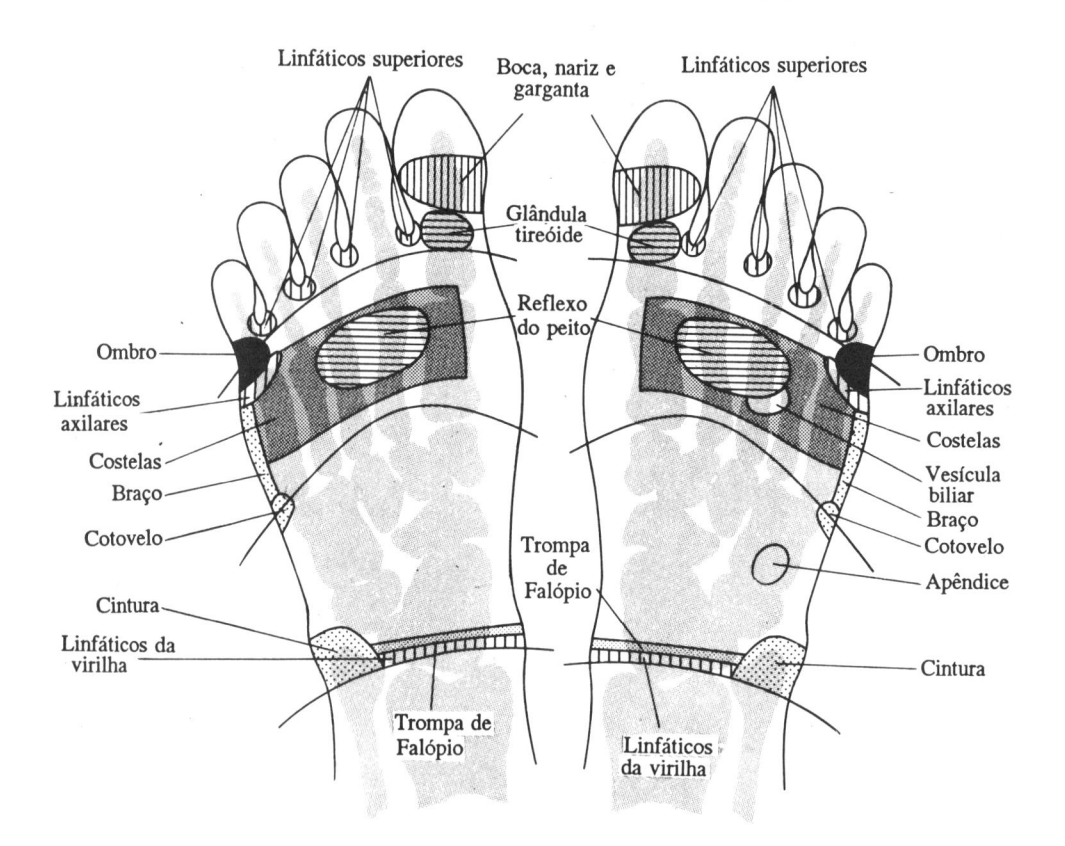

Fig. 14. Reflexos na parte superior do pé

Antes de o primeiro paciente do dia chegar, sempre acendo uma vela pedindo que eu seja um canal por meio do qual o poder de cura do universo flua. Essa vela pode representar a luz de Cristo, a luz de Buda ou a pura luz universal. É importante lembrar que nenhum de nós tem a capacidade de curar; nosso corpo físico, o templo em que vivemos, pode tornar-se, quando sensibilizado e aberto, um instrumento e um canal muito belos pelos quais flui a energia de cura.

Um tratamento com a reflexologia não deve ser tomado como uma terapia puramente mecânica. No decorrer do tempo de tratamento, as auras do paciente e do terapeuta entram em contato. Se forem sensíveis a isso, os terapeutas poderão ser capazes de sentir o paciente e detectar problemas e bloqueios de que este não consegue falar. Esse conhecimento pode ajudar muito quando se tenta devolver a harmonia a uma pessoa. Cada um de nós é um ser tríplice, compreendendo corpo, mente e espírito; e só podemos nos tornar íntegros quando esses três aspectos estão harmonizados. Por conseguinte, todo tratamen-

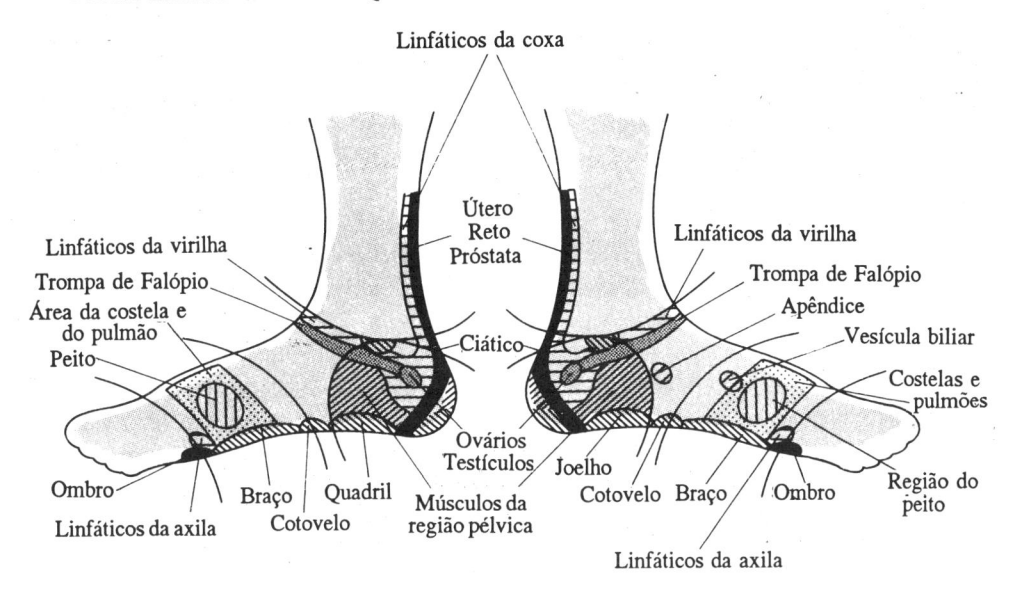

Fig. 15. Reflexos da parte exterior dos pés

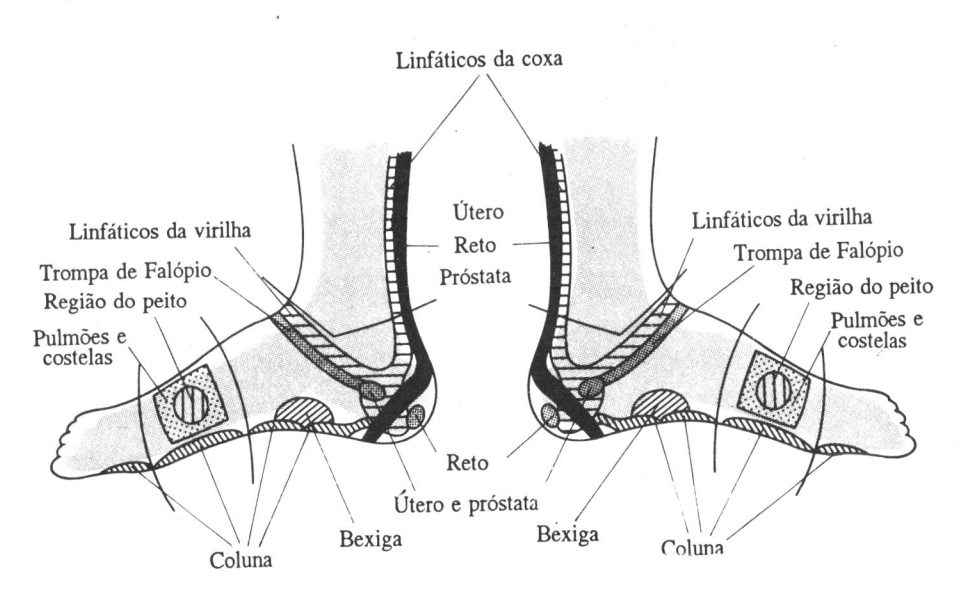

Fig. 16. Reflexos da parte interior dos pés

to deve trabalhar com esses três níveis do ser. Alguns terapeutas têm o dom de ver a aura que cerca a pessoa. Quem tem esse dom não deve usá-lo sem a permissão do paciente. A aura de cada um de nós revela, a quem é capaz de lê-la, tudo o que há para saber a nosso respeito. Tornamo-nos um livro aberto. Para ter condições de trabalhar construtivamente com o dom da visão áurica, deve-se aprender a "ligá-la e desligá-la", bem como usá-la com responsabilidade.

Quando se trabalha com os pés de um paciente, deve-se permitir que a energia de cura flua pelo nosso corpo, passando pelas nossas mãos e penetrando no paciente. A energia da terra vem por meio dos nossos pés. A energia do universo flui pelo nosso chacra da coroa, e essas duas energias se encontram no centro do coração, onde se unem em amor. A partir do coração, a energia flui pelos nossos braços e vai para as nossas mãos e dedos.

Quando faço tratamentos, sempre começo pelo pé direito, passando depois para o esquerdo. Inicio fazendo a rotação do pé a partir do tornozelo e depois faço a rotação dos dedos. Ao fazê-lo, tenho o cuidado de sustentar as juntas. Esses movimentos simples ajudam a relaxar os pés e o paciente e a aumentar o fluxo de energia. Pessoas que têm o pescoço duro freqüentemente ficam aliviadas disso graças à rotação do dedo grande. A posição dos reflexos nos pés são as seguintes:

Reflexos situados acima da zona transversa da cintura escapular

O reflexo da cabeça. Os reflexos da cabeça estão nos dez dedos, mas são duplicados no dedo grande. A parte inferior do pé tem os reflexos das glândulas pituitária e pineal e do cerebelo. Os reflexos do cérebro estão na parte superior e na parte interior do dedo, os do crânio, ao longo da base do dedo, acima da segunda falange, e os do pescoço está logo abaixo daí. A parte frontal do pé representa o rosto, com os reflexos da boca, do nariz e da garganta.

O reflexo da coluna. Ele está situado ao longo do arco de ambos os pés. A coluna cervical começa a meio caminho ao longo da primeira falange do dedo grande e se estende até o final da segunda falange. A coluna torácica cobre a extensão do primeiro osso metatársico. A coluna lombar se estende do primeiro cuneiforme até a metade do osso navicular. O sacro se estende até a metade do astrágalo, e o cóccix termina na metade do calcâneo. No trabalho com o reflexo da coluna, é importante também trabalhar com os reflexos dos chacras; maiores informações sobre isso são dadas no próximo item deste capítulo. Se a pessoa sofre de fortes dores de cabeça, eu sempre verifico o cóccix. Esses dois reflexos estão vinculados, e se o cóccix tiver sido danificado devido a uma queda, poderá causar dores de cabeça.

Os reflexos dos sinus. Esses reflexos estão na parte inferior dos quatro dedos pequenos dos dois pés. Trabalhe a partir da base de cada pé e vá até a parte superior, passando pelos lados e pela frente do pé.

Os dentes. Os primeiros incisivos estão na frente do dedo grande. Os segundos incisivos e os caninos estão na frente do segundo dedo. Os quartos e quintos pré-molares estão na frente do terceiro dedo. Os sextos e sétimos molares estão na frente do quarto dedo. Os oitavos molares ou dentes do siso estão na frente do quinto dedo.

Reflexo do braço e do ombro. Trabalhe a partir do reflexo do cotovelo, subindo pelo braço e alcançando o ombro. Esse reflexo está na quinta zona corporal. O braço se estende ao longo do quinto osso metatársico e chega ao reflexo do ombro, que cobre a parte inferior da terceira falange e se estende ao redor do lado do dedo até a frente.

Linfáticos axilares. Estão na zona 5, na parte superior do pé e sob o reflexo do ombro.

Reflexo do olho. Está nas zonas 2 e 3, na base do segundo e terceiro dedos.

Reflexo do ouvido. Está nas zonas 3 e 4, na base do quarto e quinto dedos.

Trompa de Eustáquio. Situa-se entre as zonas 3 e 4, entre o terceiro e o quarto dedos na parte superior e na sola dos pés.

Tireóide e paratireóides. Está na zona 1, na sola e na parte superior do pé. O reflexo da tireóide cobre a metade inferior da segunda falange, e as paratireóides estão situadas na parte superior e na parte inferior do lado interno dessa zona.

Reflexos situados entre a zona transversa da cintura do ombro e a zona transversa da margem costal inferior

Reflexo do pulmão. Esse reflexo está nas zonas de número 1 a 5, situando-se entre a zona transversa da cintura do ombro e o diafragma. Ele começa com a traquéia, que percorre o lado interno do reflexo da coluna cervical, vai para os brônquios, que estão sob o reflexo da tireóide, e se abre para os pulmões.

Plexo solar. Está debaixo do diafragma, nas zonas 2 e 3, a meio caminho ao longo do segundo e do terceiro ossos metatársicos.

Fígado. O fígado é o maior órgão do corpo e cobre as cinco zonas do pé direito. Está debaixo do diafragma, abrangendo a parte inferior dos ossos metatársicos.

Vesícula biliar. Está no pé direito, entre as zonas 3 e 4, perto da parte inferior do terceiro e quarto ossos metatársicos. Também pode estar na parte superior do pé, na mesma posição.

Esôfago e estômago. O esôfago começa sob o reflexo do pescoço, na zona 1, corre paralelo ao reflexo espinal até unir-se ao reflexo do estômago. Este se encontra entre o diafragma e a zona transversa da margem costal inferior. Cobre a zona 1 e parte da zona 2 do pé direito e as zonas de número 1 a 3 do pé esquerdo, na metade inferior dos ossos metatársicos.

Pâncreas. Coincide com parte do reflexo do estômago. Situado na metade inferior dos ossos metatársicos, está nas zonas 1 e 2 do pé direito e nas zonas de número 1 a 3 do esquerdo.

Duodeno. Está sob o reflexo do estômago, no final dos ossos metatársicos, cobrindo as zonas 1 e 3 do pé direito e estendendo-se até a zona 3 do esquerdo. A zona transversa da margem costal inferior percorre a extensão desse reflexo.

O coração. Situa-se no pé esquerdo, logo abaixo do diafragma, nas zonas 2 e 3.

O baço. Está no pé esquerdo, nas zonas 4 e 5, a meio caminho dos ossos metatársicos, no sentido descendente.

Glândulas supra-renais. Estão na zona 2, perto do final dos segundos ossos metatársicos e acima do reflexo dos rins. Sua estreita proximidade com este último pode por vezes tornar difícil determinar se uma resposta dolorosa vem dos rins ou das supra-renais.

Reflexos situados entre a zona transversa da margem costal inferior e a base da pélvis

Bexiga, canais uretrais e rins. A bexiga está na parte interna dos pés, na zona 1 e na extremidade inferior da coluna sacral. O canal uretral se estende da bexiga à zona 2, na qual entra no rim, passando pelo osso navicular e pelo segundo osso cuneiforme. O rim se estende logo acima e abaixo da zona transversa da margem costal inferior da zona 2. Acredito ser importante começar a trabalhar com a bexiga, subindo pelo canal uretral e alcançando o rim. O tratamento feito assim limpa o canal uretral, permitindo que quaisquer resíduos ou pequenas pedras passem dos rins para a bexiga a fim de serem eliminados.

O intestino delgado. Está nas zonas 1 a 4, logo abaixo da zona transversa da margem costal inferior, estendendo-se até a parte superior do calcâneo.

Válvula ileocecal. Situa-se na zona 5, na parte superior do calcâneo.

O apêndice. Esse reflexo está na parte superior e nas solas dos pés, entre a quarta e a quinta zona e entre o calcâneo e o navicular.

O intestino grosso. No pé direito, o cólon ascendente está na zona 5. Ele começa na parte superior do calcâneo e se estende até a região logo acima da zona transversa da margem costal inferior. O cólon transverso está situado logo abaixo da zona transversa da margem costal inferior, cobrindo todas as cinco zonas dos pés esquerdo e direito. O cólon descendente está na zona 5 do pé esquerdo, começando na extremidade do quinto osso metatársico e terminando logo abaixo do calcâneo. A dobra sigmóide se estende da zona 5 à 1, logo acima do calcâneo.

O nervo ciático. Está a um terço na direção descendente da almofada dura do pé e se estende ao longo de ambos os lados dos pés e em parte do caminho ascendente da região posterior da perna (tendão de Aquiles).

Músculos da região pélvica. Cobrem o calcâneo na parte externa de ambos os pés.

Ovários e testículos. Esses reflexos estão situados na parte externa de ambos os pés, dois terços acima e na direção da parte posterior do calcâneo.

Trompas de Falópio. A partir dos ovários, cruzando o astrágalo, na parte superior de ambos os pés, alcançando a parte interna dos pés e o reflexo do útero.

O útero e a próstata. Esses reflexos estão na parte interna de ambos os pés, dois terços acima e na direção da parte posterior do calcâneo. Outros pontos de reflexo do útero, da próstata e do reto estão no tendão de Aquiles, na parte posterior das pernas.

Linfáticos da virilha e das coxas. Esses reflexos estão na porção interna e externa de ambos os pés, na direção da parte posterior do calcâneo. Eles cruzam a parte superior dos pés, logo acima dos reflexos das trompas de Falópio, e sobem na direção da parte posterior do tendão de Aquiles.

O reflexo do quadril. Está na zona 5, na parte externa de ambos os pés, na região posterior do calcâneo.

O reflexo do joelho. Está na zona 5, na parte externa de ambos os pés, indo da cintura ao final do calcâneo.

Cotovelo. Próximo do reflexo do joelho em ambos os pés, na zona transversa da margem costal inferior.

Articulação sacro-ilíaca. Esse reflexo está na parte externa de ambos os pés, em torno da base da articulação do tornozelo.

Parte superior do pé

Reflexo do peito. Situa-se nas zonas 2, 3 e 4 de ambos os pés, no centro dos ossos metatársicos.

Área das costelas e pulmões. Está entre as zonas transversas da cintura do ombro e da margem costal inferior de ambos os pés e cobre as zonas de número 1 a 5.

Linfáticos superiores e drenagem da linfa. Esses reflexos estão situados entre os cinco dedos e devem ser trabalhados no final do tratamento.

Sempre que completo um tratamento, massageio ambos os pés. Vejo que isso relaxa o paciente, em especial se tiver havido muito desconforto. Depois disso, aplico a Tocha de Cristal, com a cor apropriada, aos reflexos que se mostraram dolorosos.

A coluna vertebral

A coluna humana é uma parte peculiar e muito importante da estrutura do esqueleto. Ela abrange cerca de dois quintos de altura total do corpo. Num homem adulto médio, a coluna mede cerca de 70 centímetros de comprimento e, na mulher adulta média, mais ou menos 60.

A coluna compreende sete vértebras cervicais, doze vértebras torácicas, cinco vértebras lombares, cinco vértebras sacrais e quatro vértebras coccígeas. As cinco vértebras sacrais estão ligadas a um osso chamado sacro, e as coccígeas, a um ou dois ossos chamados cóccix (Figura 17).

Pode-se descrever a coluna vertebral como um forte eixo flexível que se move para a frente e para os lados, além de fazer movimentos rotatórios. Ela envolve e protege a medula espinhal, sustenta a cabeça e serve como ponto de ligação para as costelas e os músculos das costas. Entre cada vértebra há aberturas chamadas meatos intervertebrais, pelas quais passam os nervos que ligam a medula espinhal a várias partes do corpo.

Entre vértebras adjacentes, a partir da primeira vértebra do pescoço e até o sacro, há discos intervertebrais fibrocartilaginosos (Figura 18). Cada disco se compõe de um anel fibroso externo que consiste em fibrocartilagem e numa estrutura elástica interior macia, uma espécie de polpa. Esses discos formam fortes juntas e permitem vários movimentos da coluna vertebral. Eles também absorvem choques. Sob compressão, eles se achatam, se ampliam e se arqueiam em seus espaços intervertebrais.

Partem da medula espinhal trinta e um pares de nervos espinhais. Há oito pares de nervos cervicais, doze pares de nervos torácicos, cinco pares de nervos lombares, cinco pares de nervos sacrais e um par de nervos coccígeos. Os nervos individuais que vêm de certas regiões da medula se unem para formar um plexo. São formados dois plexos pelos nervos cervicais e um plexo pelos nervos lombares e sacrais. Emergem desses plexos nervos periféricos individuais que servem diferentes partes do corpo. Se houver um problema numa região específica do corpo, pode ser benéfico trabalhar com a parte do reflexo espinhal que se relaciona com os nervos que servem a área envolvida (Figura 19).

Afora a estrutura anatômica e a função da coluna, ela é considerada, nos ensinamentos esotéricos, algo muito importante. O homem é a única criatura que fica de pé e caminha completamente ereto, transportando sua coluna na posição vertical, ao passo que a maioria dos animais a carrega na posição horizontal. Tem-se denominado a coluna humana "escada de Jacó", que subimos a fim de alcançar estados superiores de consciência. Ela já foi comparada com um bastão dourado de luz que nos prende a este planeta mas que também pode nos elevar a planos de consciência intensificada.

Ensina a ciência esotérica que a coluna vertebral abriga um cordão tríplice. Na terminologia oriental, trata-se dos caminhos *ida*, *pingala* e *sushumna*. Esses três caminhos da vida são os canais para o fogo elétrico, o fogo solar e o fogo por fricção, estando relacionados, em seu uso, com os três estágios da evolução. Isso é parte da filosofia ensinada na ioga.

A energia da kundalini, que reside no chacra da raiz, é a união desses três fogos e só faz sua viagem pelo sushumna quando os sete chacras ou centros de energia principais estão abertos e a pessoa está pronta em termos mentais, físicos e espirituais. Quando isso acontece, diz-se que o ser humano alcançou o estado de iluminação ou *samadhi* ou *nirvana*.

A coluna vertebral e sua contraparte esotérica, isto é, o sushumna, são concebidas essencialmente como o canal por meio do qual ocorrem a energização dos

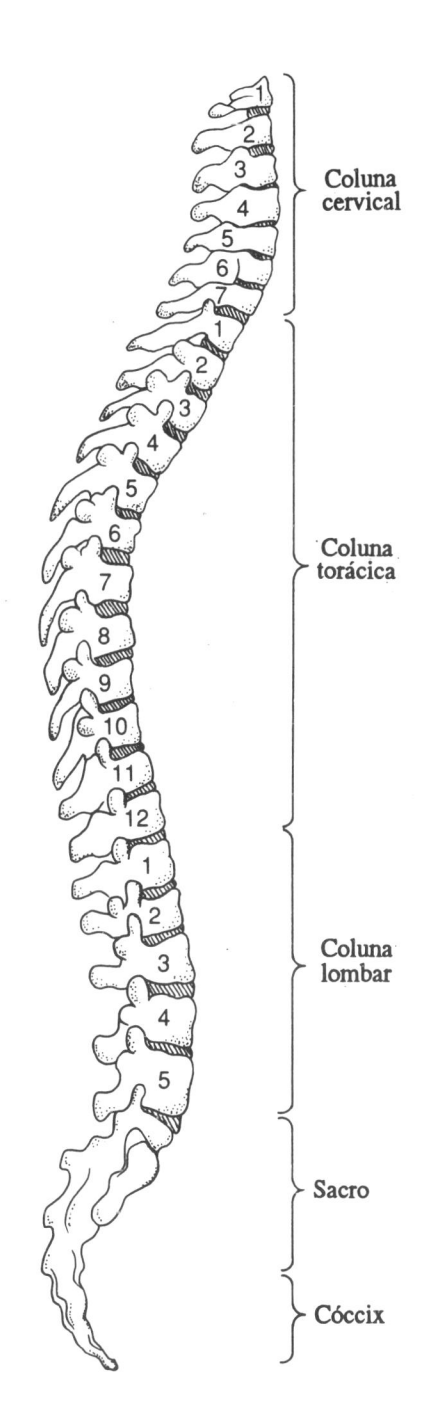

Fig. 17. A coluna vertebral

chacras e a distribuição de energia para as áreas circundantes do corpo. A incapacidade de fazer isso provoca desequilíbrios e bloqueios de energia que se manifestam como doença no corpo físico.

A técnica metamórfica, descoberta por Robert St. John, baseia seu tratamento nos reflexos espinhais dos pés, das mãos e da cabeça. Robert St. John acredita que, no período de gestação de nove meses, são estabelecidos os potenciais da vida humana. Diz ele que, trabalhando-se com o reflexo espinhal, traz-se de volta à atenção o período pré-natal de vida e a força vital da pessoa libera as energias que foram aprisionadas no decorrer desse período. Isso permite que o processo de cura do corpo, da mente e do espírito ocorra.

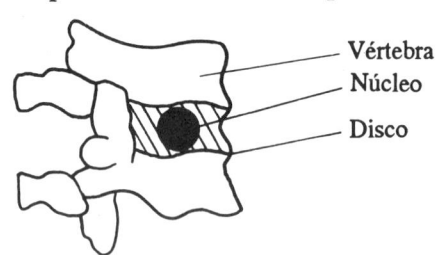

Fig. 18. Um disco intervertebral

Fig. 19. Nervos ligados à coluna

Nervo	Inervação	Condições relacionadas
ÁREA CERVICAL		
1º Cervical	Cabeça, pituitária, couro cabeludo, cérebro, rosto, ouvido	Calafrios na cabeça, dores de cabeça, amnésia, fadiga crônica, tontura, tensão muscular
2º Cervical	Olhos, sinus, língua, testa, mastóides	Problemas nos sinus, alergias, problemas auditivos e oculares, desmaios
3º Cervical e 4º Cervical	Bochechas, dentes, ouvidos	Neurite, eczema, acne, febre do feno, catarro, bloqueio da trompa de Eustáquio
5º Cervical	Pescoço, glândulas, faringe, coração	Rouquidão, garganta inflamada
6º Cervical	Músculos do pescoço e dos ombros, amígdalas, coração	Bursite, problemas na tireóide, resfriados
ÁREA TORÁCICA		
1º Torácico	Parte inferior do braço, pulsos, mãos e dedos, esôfago e traquéia, coração	Asma, tosses, dificuldades de respiração, dor abaixo do cotovelo e no braço
2º Torácico	Coração, coronárias	Dor no peito, problemas do coração
3º Torácico	Pulmões, canais brônquicos, pleura, peito, coração	Pleurisia, pneumonia, gripe, bronquite

Nervo	Inervação	Condições relacionadas
4º Torácico	Vesícula biliar, ducto da bílis, coração	Icterícia, problemas da vesícula
5º Torácico	Plexo solar, fígado, coração	Febre, pressão baixa, anemia, artrite, problemas hepáticos
6º Torácico	Estômago	Indigestão, azia, problemas estomacais
7º Torácico	Pâncreas, duodeno	Úlceras, diabetes, gastrite
8º Torácico	Baço, diafragma	Leucemia, soluços
9º Torácico	Glândulas Supra-renais	Alergias, urticária, hipertensão
10º Torácico	Rins	Problemas renais, fadiga
11º Torácico	Rins, canais uretrais	Desordens cutâneas, auto-intoxicação
12º Torácico	Intestino delgado, trompas de Falópio, linfa, circulação	Flatulência, reumatismo, congestão linfática
ÁREA LOMBAR		
1º Lombar	Cólon, área das virilhas	Inflamação do cólon, constipação, hérnia, diarréia
2º Lombar	Abdômen, apêndice, ceco, coxas	Varicose, dificuldades respiratórias
3º Lombar	Órgãos reprodutores, bexiga, joelho	Problemas da bexiga, problemas da menstruação e da menopausa, problemas no joelho, impotência
4º Lombar	Músculos da parte inferior das costas, nervo ciático, próstata	Lumbago, dores nas costas, ciática, problemas urinários
5º Lombar	Parte inferior das pernas, tornozelos, pés, dedos dos pés, arcos dos pés	Pés frios, fraqueza e circulação deficiente nas pernas, tornozelos fracos ou inchados, cãibras na perna
O SACRO	Osso dos quadris, nádegas	Curvatura da espinha e problemas sacro-ilíacos
O CÓCCIX	Reto e ânus	Hemorróidas, dor no final da coluna

Ele dividiu o reflexo espinhal em seis seções (Figura 20). A primeira seção está na primeira e segunda falanges do dedo grande. Ela é anterior ao reflexo espinhal e representa a pré-concepção. A segunda seção está situada na primeira vértebra cervical e representa a concepção. A terceira seção se estende da primeira à décima vértebra torácica e é a pós-concepção (1-22 semanas). A quarta seção, aceleração (18-22 semanas), está entre a oitava e a décima vértebra torácica. A quinta seção, pré-nascimento (18-38 semanas), está entre a décima vértebra torácica e o cóccix. A sexta seção, o nascimento, localiza-se no cóccix.

No livro *The Metamorphic Technique*, de Gaston St. Pierre e Debbie Boater, sugere-se que essa forma de tratamento deve ser dada a uma família como unidade integral, em oposição a um indivíduo isolado. A razão indicada para isso é o fato de o tratamento metamórfico poder precipitar numa pessoa mudanças dramáticas que podem levar a família a ter dificuldades para compreendê-la e se relacionar com a situação.

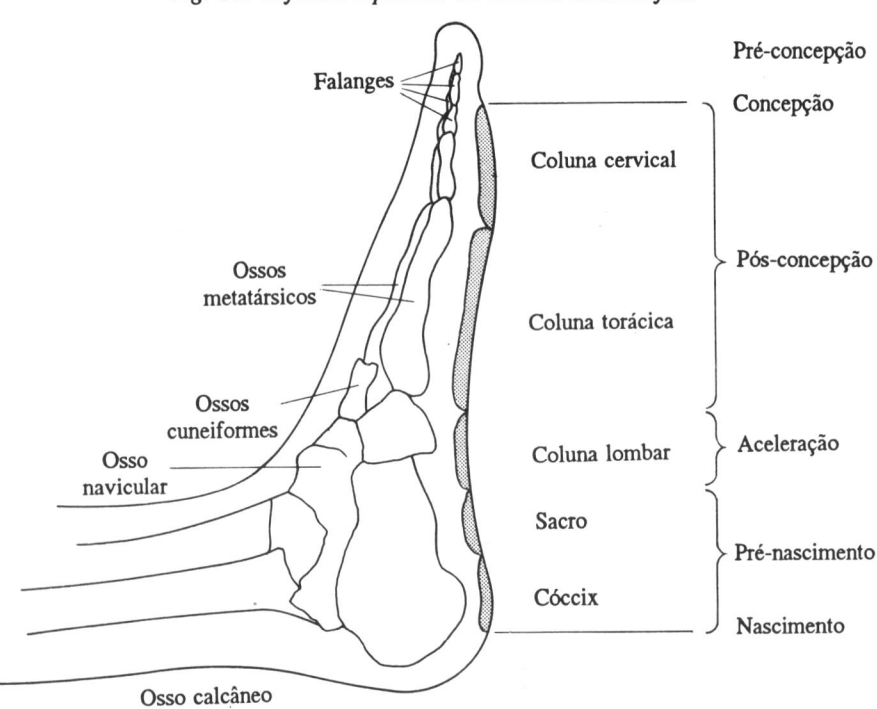

Fig. 20. Reflexos espinhais da técnica metamórfica

Talvez essa seja outra área em que a cor possa ser usada para melhorar o processo de cura.

Todas as coisas manifestas, incluindo as cores do espectro, têm sua própria freqüência vibracional. As vértebras da coluna não são uma exceção. Na cromoterapia, Theo Gimbel usa um quadro da coluna para diagnósticos de cor (Figura 21). Ele dividiu a coluna em quatro seções, cada uma delas contendo oito vértebras. A partir da base da espinha, a primeira divisão representa o corpo físico; a segunda, a área metabólica; a terceira, o corpo emocional; e a

VM = Vermelho   T = Turquesa
L = Laranja   AZ = Azul
AM = Amarelo   VL = Violeta
VD = Verde   MG = Magenta

MENTAL

EMOCIONAL

METABÓLICO

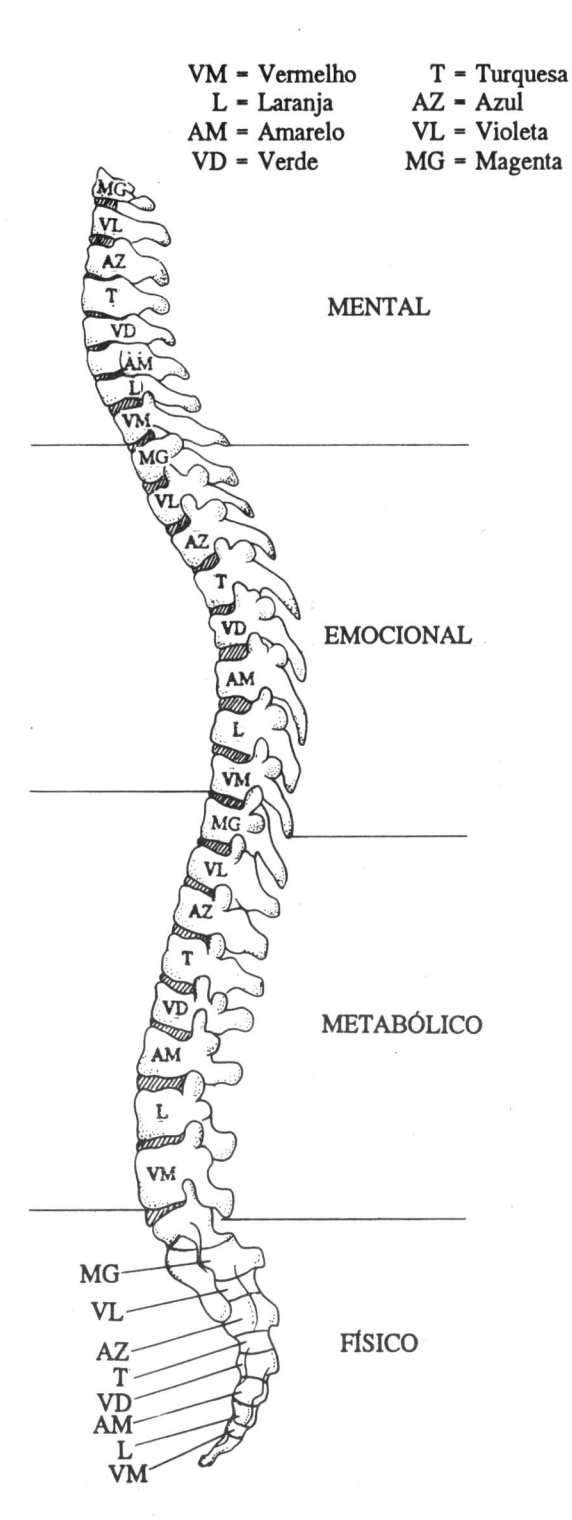

FÍSICO

Fig. 21. Parte do quadro da coluna criado por Theo Gimbel

quarta divisão, o corpo mental. De acordo com Gimbel, os oito ossos chatos do cérebro são vértebras metamorfoseadas que ele alinha com o aspecto espiritual da pessoa. Cada seção contém todo o espectro das cores porque cada vértebra corresponde à freqüência vibracional de uma das cores do espectro. As cores da parte da coluna que representa o corpo físico são densas, mas, à medida que se sobe pela coluna vertebral, elas se tornam mais leves e etéreas.

Na cromoterapia, esse quadro da coluna é usado como uma ajuda no diagnóstico de cores e, com a ajuda da assinatura da pessoa e de uma técnica chamada rabdomancia (*dowsing*), o terapeuta pode determinar o estado emocional, mental, metabólico e físico do paciente, bem como a cor e a cor complementar necessárias. Meu trabalho como cromoterapeuta e o uso que fiz desse quadro me permitem garantir sua autenticidade. Para maiores informações a esse respeito, leia *Healing Through Colour*, de Theo Gimbel.

A partir das informações disponíveis sobre a importância esotérica e anatômica da coluna, concluo que esse reflexo tem sido deveras fundamental no tratamento. No momento, estou tratando de um homem com dis-

Fig. 22. As posições dos chacras no reflexo espinhal

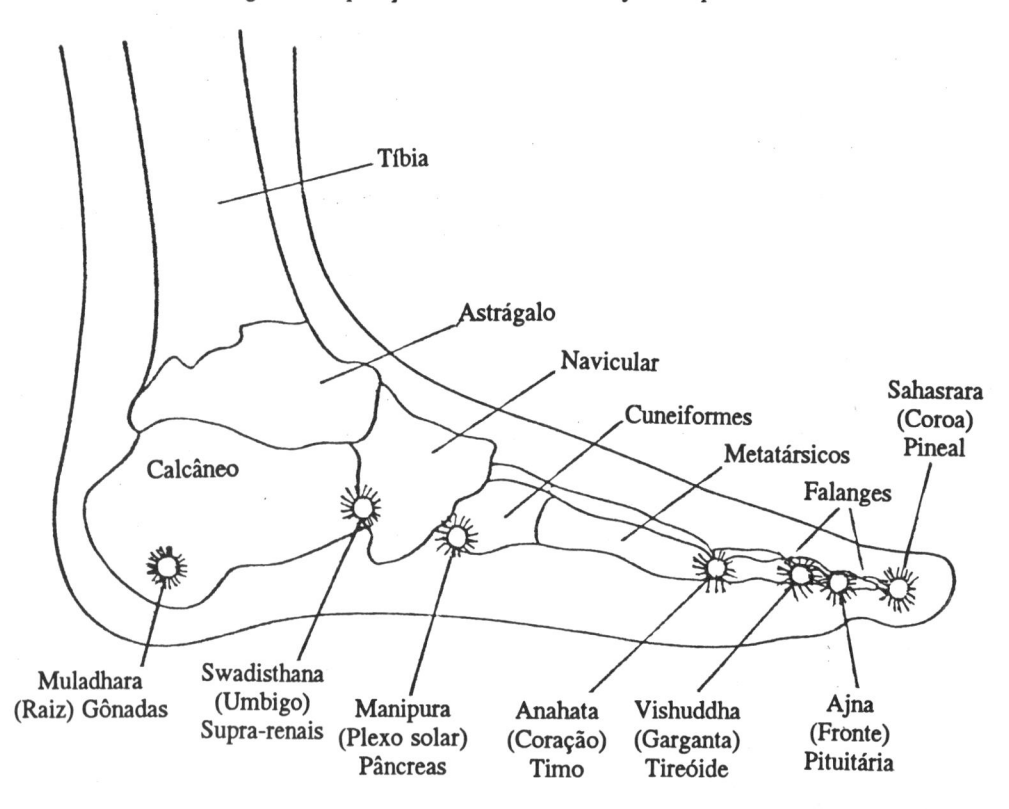

trofia muscular. Ele afirma que o reflexo que lhe dá a maior sensação em seu corpo físico, quando tratado com a cor, é o reflexo espinhal.

Os reflexos dos chacras nos pés

Ao longo do arco do pé em que se situa o reflexo espinhal estão os reflexos dos sete chacras principais (Figura 22). Penso que, quando se trata de um paciente, é vital trabalhar com esses reflexos. Os bloqueios nesses centros de energia podem provocar desarmonias no corpo.

O chacra da raiz está situado perto da parte posterior do calcâneo. O chacra do umbigo está no ponto em que os ossos calcâneo e navicular se encontram. O chacra solar está na parte posterior do osso cuneiforme, logo antes do ponto em que ele se junta com o navicular. O chacra do coração está no centro do osso metatársico. O chacra da garganta está no ponto em que as falanges encontram o osso metatársico. O chacra frontal está no ponto de encontro entre a primeira e a segunda falanges. E o chacra da coroa está na parte superior da primeira falange, na parte superior do dedo grande.

Descobri que é fundamental trabalhar com esses centros durante o tratamento reflexológico porque, de modo geral, um ou mais deles estão fora de equilíbrio. Normalmente, trabalho com eles enquanto trato o reflexo espinhal.

Se sinto que algum deles não funciona de maneira correta, dedico um tempo adicional ao seu tratamento. Tem especial importância o trabalho com esses centros quando o paciente sofre de um desequilíbrio hormonal ou de um problema associado com uma das glândulas endócrinas, tendo em vista que cada chacra está vinculado a uma dessas glândulas.

Quando termino o tratamento, administro a cor a esses centros de energia com a Tocha de Cristal. Se os chacras só necessitarem reencontrar o equilíbrio, uso a cor dominante de cada um deles. Mas, se houver um problema físico na área dominada pelo chacra, aplico-lhe a cor vinculada ao problema físico. (Ver quadro às págs. 110/114). Por exemplo, se um paciente se queixa de hipertensão, eu administro o azul no chacra solar ou, se o paciente estiver sofrendo de "coração partido" por causa do rompimento de um relacionamento ou casamento, ou sofrendo uma perda, eu uso o violeta seguido do rosa-claro no chacra do coração. O violeta ou ametista cura os sofrimentos do amor, e o rosa-claro o enche de amor espiritual.

Reitero mais uma vez que as cores dadas no quadro são uma base a partir da qual se pode trabalhar. Aprenda gradualmente a ouvir a sua própria intuição, que poderá lhe dizer que uma cor diferente é necessária.

Quando comecei a trabalhar com as cores e a reflexologia, eu tratava primeiro os chacras do pé direito, passando então para o esquerdo. Numa das minhas oficinas de reflexologia e cor, havia uma senhora do Zimbábue. No final, eu sempre peço aos participantes que me informem dos resultados que obtêm usando esse método. Essa senhora me escreveu para dizer que obtivera excelentes resultados, em especial quando tratava os chacras. Ela disse que, em vez de tratar os chacras dos pés separadamente, começara a tratá-los em ambos os pés ao mesmo tempo, unindo-os e segurando a Tocha entre eles na posição do chacra. A partir de então, tentei fazer isso e descobri que é muito eficaz.

Uma paciente com quem eu estava trabalhando tivera uma série de problemas emocionais que resultaram na interrupção de suas regras havia três anos e meio, quando ela tivera sua filha. Depois de fazer um tratamento normal com a reflexologia, apliquei o vermelho, seguido pela sua cor complementar, o turquesa, aos reflexos do ovário e do útero em ambos os pés. Depois apliquei o vermelho ao chacra da raiz. Seus comentários depois disso foram fascinantes. A paciente disse que, enquanto eu tratava o reflexo do ovário e do útero no pé direito, ela se sentira como se ainda fosse uma criança, a criança que não queria crescer e assumir responsabilidades. Quando tratei esses reflexos no pé esquerdo, ela afirmou que sentira o adulto dentro de si mesma, o adulto que ela deveria ser. Quando tratei o chacra da raiz, ela disse que sentiu a criança e o adulto se reunindo para formar uma pessoa íntegra. Isso é muito interessante. Não será a demonstração de que, quando tratamos uma pessoa, em especial usando as cores, trabalhamos com ela nos planos físico, mental, emocional e espiritual?

Disfunções associadas com os chacras

Chacra da raiz

Na filosofia iogue, esse chacra é a sede da kundalini ou poder de shakti. É aqui que ocorre a união dos três fogos sutis: o fogo solar, o fogo por fricção e o fogo elétrico. Se despertar prematuramente, a kundalini poderá queimar a teia etérica protetora. Isso produz instabilidade nervosa e pode provocar a insanidade mental.

Chacra do umbigo

Se esse centro não está funcionando adequadamente, pode estar exprimindo energias perniciosas como a luxúria, a raiva, a paixão, o orgulho e a agressividade.

Chacra solar

Esse centro é muito ativo no comum das pessoas. É o centro do desejo e das emoções, que eventualmente têm de ser expressos como aspirações e elevados até o centro do coração. A disfunção desse chacra produz nervosismo, instabilidade emocional, erupções cutâneas e alucinações. Se as energias do coração não conseguirem encontrar expressão no plano físico, esse distúrbio pode provocar o câncer.

Chacra do coração

Quando esse centro é corretamente despertado, as energias do plexo solar são elevadas até ele e expressas como amor e boa vontade. O desequilíbrio nesse centro pode causar ataques cardíacos, úlceras estomacais, vida emocional infeliz, medo, amargura e ressentimento.

Chacra da garganta

Esse é o centro da criatividade, em especial da palavra falada. Pode desequilibrar-se em razão de súbitos choques emocionais. Seu desequilíbrio pode causar asma, vertigens, alergias, anemia, fadiga, problemas menstruais, dor de garganta e laringite.

Chacra frontal

Esse centro exprime o idealismo e a imaginação. Quando plenamente desperto, leva ao dom dos poderes mediúnicos. Os desequilíbrios produzem problemas nos sinus, catarro, febre do feno, insônia, tensão mental, enxaqueca, pessimismo e autopiedade.

Chacra da coroa

Trata-se do centro da consciência superior. Sua abertura prematura, pelo uso de drogas alucinógenas, por exemplo, pode provocar epilepsia, coma e desajustes psíquicos.

Chacra esplênico

Esse é o centro por meio do qual a vitalidade é extraída do sol na forma de prana. Seu funcionamento incorreto produz esgotamento de energia, fadiga, depressão, anemia e falta de vitalidade.

5
A cor

O que é a cor?

Theo Gimbel afirma, em seu livro *Form, Sound, Colour and Healing*,* que no princípio eram as trevas sagradas e dessas trevas veio a luz. A luz e as trevas dançaram a dança da criação, e as cores do espectro nasceram.

Quando o sol brilha depois de uma chuva forte, o arco-íris aparece no céu. Por meio de cada gotinha de chuva, esse arco-íris brilha. Se estivermos no lugar certo, por vezes teremos sorte bastante para ver todo o arco de cores translúcidas e bruxuleantes. No Capítulo 9 do Livro do Gênesis, Deus faz a Noé a promessa de nunca voltar a destruir a terra pelo dilúvio e, em sinal dessa promessa, faz surgir o arco-íris no céu.

Coloco o meu arco nas nuvens, e ele será o sinal da aliança entre mim e a terra.

Quando olhamos por um prisma, vemos que tudo o que se manifesta na terra está cercado pela cor. Se você tiver um prisma, tente olhar através dele e passe pessoalmente por essa experiência.

A cor é, muito provavelmente, uma das mais antigas formas de terapia. Nossos ancestrais sabiam até que ponto as cores presentes na natureza os afetavam. Eles passavam muito tempo na natureza, absorvendo e respirando suas cores vívidas. Eles também perceberam que as cores dos alimentos que comiam representavam outra maneira de se tratarem.

Para os nossos precursores, a cor estava associada com o misticismo. Eles sabiam pouco sobre o funcionamento do universo, e para eles, conseguir harmonia com as forças divinas significava sobrevivência ou morte. As civilizações antigas consideravam a cor uma manifestação da luz e, por essa razão, vinculavam as cores às suas divindades. De igual forma, as civilizações gregas

---

* Publicado pela Editora Pensamento com o título de *Forma, som, cor e cura*, São Paulo, 1ª ed., 1991.

identificavam a cor com a harmonia universal. A vida dos egípcios estava toda permeada pelo simbolismo das cores, como o mostram sua arte e sua cultura. Eles usavam a riqueza das cores nos amuletos que portavam e nos seus templos. Mumificavam e adornavam os seus mortos com belas máscaras e ornamentos. Seus sacerdotes usavam peitorais azuis, símbolo do caráter sagrado dos seus julgamentos. Referiam-se ao tempo como o verde sempiterno.

Por toda a história, as cores têm sido associadas com deuses e divindades. Atena, a filha de Zeus, usava, ao que se diz, um robe de ouro. A Ceres, a deusa romana da natureza, era consagrada a papoula vermelha. No bramanismo, o amarelo é uma cor sagrada, e a cor usada pelo Buda era o amarelo ou o ouro. Está escrito nos Upanishades que:

> Na suprema câmara de ouro está Brahma, invisível e puro. Ele é a luz radiante de todas as luzes.

A cor sagrada de Maomé é o verde e, no judaísmo, as cores santas são o vermelho, o azul, o roxo e o branco.

Na época atlante, realizavam-se curas por meio das cores emanadas de cristais. Os atlantes tinham o que era conhecido como o grande templo de cura. Para se aproximar do templo, a pessoa tinha de subir uma escada de doze degraus e passar entre doze colunas, seis de cada lado, antes de entrar no imenso salão circular. O teto do templo formava um domo e era composto por cristais entrelaçados que exibiam todas as cores do espectro. Esses cristais formavam padrões de símbolos antigos e, quando brilhava através do domo, a luz criava fascinantes padrões de cor e vibração. Instaladas em torno desse salão, havia salas individuais de cura usadas para muitos propósitos, como, por exemplo, para o pré e o pós-parto, para males e doenças específicas, bem como na assistência à transição das almas desta para a outra vida.

Nos tempos antigos, a medicina ayurvédica usava gemas porque estas eram consideradas uma condensação dos sete raios cósmicos. Sete gemas principais eram empregadas para representar as sete cores principais: o rubi (vermelho), a pérola (laranja), o coral (amarelo), a esmeralda (verde), o topázio (azul), o diamante (índigo) e a safira (violeta). Essas gemas sempre eram examinadas por meio de um prisma para ter determinada sua verdadeira cor cósmica, já que os seus usuários acreditavam que a cor manifesta nem sempre era a real essência cromática da pedra. Além dessas sete pedras principais, empregavam-se mais duas. O ônix, que, segundo se acreditava, irradiava um raio ultravioleta, e o olho-de-gato, que irradiava o raio infravermelho. Essas gemas eram transformadas em remédios de duas maneiras. Ou eram reduzidas a cinzas, administrando-se estas aos pacientes, ou eram mantidas em álcool durante sete dias, para que essa substância pudesse absorver suas vibrações. Na medicina ayurvédica, as pedras preciosas ainda são usadas assim.

Em nossos dias, a cor volta a se tornar uma das terapias complementares importantes. Se se quiser, ela está sendo redescoberta. Diante disso, de que maneira ela funciona?

Lendo o capítulo sobre o espectro eletromagnético, podemos compreender que cada uma das cores deste tem sua própria vibração. Por conseguinte, usando a cor isolada ou em conjunto com outra terapia, podemos manter as vibrações do corpo numa freqüência que induz à saúde e à harmonia ou alterá-las para que tenham esse efeito.

Todas as coisas manifestas no universo têm sua própria vibração. Do mesmo modo, cada célula, órgão, músculo e osso do corpo humano vibra numa freqüência determinada, cuja mudança provoca a enfermidade. São muitas as causas dessa mudança, mas creio que a principal delas é o estresse, fator prevalecente na sociedade em que vivemos. Estamos tão ocupados, tentando nos relacionar com as pressões da vida cotidiana, que, ao contrário dos nossos ancestrais, já não temos tempo para parar, relaxar e absorver as prodigiosas cores que a natureza nos deu.

Se uma das células do nosso corpo estiver na freqüência errada, todo o campo eletromagnético será afetado. Isso influenciará o campo de força do órgão em questão e, finalmente, vai se disseminar e afetar todo o campo áurico que está à nossa volta. Se introduzirmos outra vez nesse órgão a vibração correta, mediante a freqüência da cor, poderemos reequilibrar sua função alterada. Dadas as condições corretas, o corpo sempre tende a reverter ao seu padrão original.

Assim como o nosso corpo físico manifesto, cada um dos nossos corpos áuricos tem a sua própria freqüência de vibração. Se um desses corpos estiver vibrando na freqüência errada, todo o resto sofrerá as repercussões disso. Tudo aquilo que fazemos afeta a nossa aura e, se o que fizermos for prejudicial, será produzido um desequilíbrio na vibração. Isso altera a cor da vibração e tem reflexos nas glândulas endócrinas, no sistema nervoso e nos órgãos do corpo físico.

É um fato conhecido que a mente influencia o corpo e é por ele influenciada. No tocante à nossa mente e aos padrões de pensamento que são criados, seria possível atribuir a esses pensamentos uma cor? Se pudermos, não estaremos infligindo cores prejudiciais a nós mesmos e ao nosso ambiente quando temos pensamentos negativos e benéficas cores de cura quando temos pensamentos positivos? Sei que nem sempre é fácil pensar positivamente; mas, com a prática, isso pode ser conseguido. Uma das maneiras de criar cores de cura em nossos padrões de pensamento é fazer meditações com cores. Incluímos algumas delas neste livro, ao lado da explicação de cada cor, para que você possa trabalhar com elas.

As cores estão sendo usadas como terapia de muitos modos diferentes. Tendo em vista que o nosso corpo é sensível à luz, a cor pode ser transmitida por meio do uso do vidro colorido para o corpo de uma pessoa ou aplicado ao corpo através de cristais. Trabalhando com a cromoterapia, preferi usá-la na cura pelo contato. Para fazer isso, a pessoa precisa sensibilizar o instrumento mais perfeito que possuímos, ou seja, o corpo humano, e abri-lo como um puro canal para o fluxo das cores do universo. Se você estiver recebendo um treinamento de cromoterapeuta, essa técnica faz parte dele. Aprende-se também a visualizar e a sentir as cores. O intervalo temporal que isso exige depende da sensibilidade da pessoa, mas desenvolver essa capacidade é algo que pode ser feito com a prática regular. A próxima seção explica técnicas que lhe permitirão sensibilizar o seu belo instrumento de modo que, se quiser, você possa administrar cores às zonas de reflexo do seu paciente usando a si mesmo como canal, em vez de usar a Tocha de Cristal.

Tendo sido treinada como cromoterapeuta e reflexologista, e me dando conta de que os nossos corpos áuricos, bem como cada célula, órgão, glândula, osso e músculo do nosso corpo físico têm sua própria freqüência vibracional, vinculada com uma das cores do espectro, passei a aplicar cores às zonas de reflexo dolorosas depois de um tratamento reflexológico normal. Surpreendi-me com os grandes resultados positivos que consegui. Quando uso cores assim, sempre aplico a cor necessária e, em seguida, sua cor complementar. Isso se aplica apenas às zonas do pé, e não aos chacras. Foi demonstrado, por meio do trabalho de Theo Gimbel, que, se se empregar apenas o tratamento através da cor, a mudança na freqüência vibracional não será constante. Ele dá o exemplo do tratamento da pressão alta com o azul. Ele afirma que durante o tratamento a pressão cai, mas pouco depois dele volta a subir dramaticamente. Por essa razão, ele fez um tratamento que combinava o azul com sua cor complementar, o laranja, tendo descoberto que isso mantinha a pressão constante terminado o tratamento. Na contracapa posterior, são dadas as cores primárias e complementares.

Examinemos agora formas pelas quais o corpo pode ser sensibilizado às cores, antes de passarmos a cada cor em particular, às doenças para cujo tratamento elas podem ser usadas e ao modo como essas cores são aplicadas às zonas do pé.

Como tornar o corpo sensível à cor

Cada um de nós tem o potencial para ser um canal de cura. Sê-lo ou não é uma escolha que cabe a nós. Se preferirmos fazê-lo, poderemos causar dramáticas mudanças na nossa vida, destruindo velhos padrões a fim de que os novos possam se formar, o que costuma ser um processo deveras incômodo. Temos de aprender a fluir com as energias, sem que saibamos para onde elas estão nos levando. Mediante essa experiência, seremos obrigados a aprender a confiar no Ser Divino, em Deus, em Buda, na Inteligência Universal – ou seja lá qual for o nome que damos a esse poder supremo.

Se nos dedicarmos a isso como canais, teremos de confiar que vamos receber cuidados, bem como aquilo de que precisarmos, no momento em que for necessário. Posso garantir a vocês que receberemos proteção e todos os recursos se estivermos trabalhando pelo universo e pelo bem dos nossos semelhantes. Aprenda a viver no agora, tendo plena consciência de que não é possível reviver o passado nem alimentar remorsos com relação a ele. A única coisa que podemos fazer é levá-lo em conta, lembrar-nos das coisas positivas nele ocorridas e ser gratos por aquilo que os nossos erros nos ensinaram. Temos condições de planejar o futuro, mas pode ser que ele nunca venha a acontecer. Amanhã poderemos ter morrido ou o mundo pode ter se acabado. O que nos resta então? O Agora!

A filosofia iogue nos ensina que todas as coisas existem agora. A iluminação é agora, a eternidade é agora. Ser um canal de cura é algo que começa agora.

A dedicação a esse estilo de vida requer disciplina. Parte dessa disciplina é a meditação, a sintonia com a nossa fonte interior de nutrição, com o nosso Eu superior, com a parte divina em nós que conhece a resposta para todas as coisas. Temos de aprender a ouvir e a confiar. De certo modo, temos de aprender a ter uma existência "esquizofrênica", ou seja, aprender a estar em sintonia e formando unidade com os poderes superiores do universo e, ao mesmo tempo, estar plenamente integrado ao plano terrestre, cumprindo nossos deveres e as responsabilidades por nós assumidas. Como é verdadeiro o dito segundo o qual ter a mente por demais voltada para o céu faz que não sejamos bons no plano terrestre. Encarnamos neste planeta para evoluir e aprender. Chegamos aqui com várias tarefas a realizar, com vários obstáculos a vencer. Quando deparamos com eles, mais uma vez temos a opção de enfrentá-los ou deixá-los para a próxima vez. Eu sempre comparo o plano terrestre com um local de aprendizagem. Quando tivermos terminado aquilo que viemos aprender e realizar, iremos para casa de férias.

Uma vez tendo decidido tornar-nos canais de cura, como começamos? Dissemos que essa tarefa envolve disciplina, e que parte desta é a meditação. Mas o que vem em seguida?

Temos de aprender a conhecer a nós mesmos, a fim de conhecer o nosso corpo físico e sensibilizar e aumentar sua freqüência vibracional. Isso me lembra de parte da liturgia anglicana para a Quarta-Feira de Cinzas:

Ó homem, conhece-te a ti mesmo e ao lugar de que vieste.

Podemos tornar-nos um canal bom, ruim ou medíocre. O grau de excelência que temos depende do estado do nosso corpo em termos físicos, mentais e emocionais. Se usamos uma mangueira para canalizar água, devemos mantê-la limpa e desimpedida a fim de que o fluxo da água seja forte e consistente. Se ela estiver torcida ou encurvada, a corrente de água que por ela vai passar não será adequada. Isso também se aplica a nós. Se vivermos em constante preocupação, cheios de tensão, permitindo que a nossa mente nos domine, haverá uma interferência no fluxo de energia. Se o nosso corpo emocional é instável e nos permitimos reações exageradas, ficando emocionalmente envolvidos com os problemas de outrem ou com os nossos, mais uma vez causamos bloqueios no nosso próprio interior. Se não cuidamos do nosso corpo físico e criamos harmonia dentro de nós mesmos proporcionando-nos repouso suficiente, o tipo certo de alimento, exercício suficiente e luz do dia adequada, nosso corpo não nos serve bem e não fica purificado o bastante para canalizar as sutilíssimas energias da cura.

No verso 16 do capítulo 6 do Bhagavad Gita, lemos:

A ioga é harmonia.
Não para aquele que come em demasia ou para aquele que
come uma quantidade pequena demais.
Não para aquele que dorme de menos, nem para
aquele que dorme demais.
Harmonia no comer e no descansar, no
dormir e no manter-se desperto;
Perfeição no que quer que se faça:
Eis a ioga que dá paz e livra
de todo sofrimento.

Muitos de nós abusam e têm a tal ponto confiança no corpo físico que acabam perdendo a consciência dele. Só nos apercebemos dele quando há dor ou distúrbios. Então, corremos ao médico e usamos drogas que têm efeitos colaterais, criando mais desarmonia ainda para aliviar os sintomas. Muito poucos tiram o tempo necessário para parar e ouvir o próprio corpo numa atitude de descoberta da causa da desarmonia, daquilo que está errado em nossas ações. Para sermos capazes de fazê-lo com sucesso, carecemos de tomar consciência de nós mesmos e estar em harmonia com o nosso próprio ser.

Comecemos fazendo um exercício de relaxamento deveras simples.

Encontre um lugar tranqüilo e aquecido no qual você não esteja sujeito a perturbações. Se julgar necessário, tire o fone do gancho. Consiga uma colcha para se cobrir e um travesseiro para pôr sob a cabeça. Quando o corpo começa a relaxar, a taxa metabólica se desacelera e ele fica frio. Remova ou folgue quaisquer peças que o apertem.

Estenda-se no chão. Posicione o travesseiro sob a cabeça e cubra-se com a colcha. Assegure-se de que o seu corpo está reto, com as pernas ligeiramente apartadas uma da outra. Ponha as mãos no chão, com as palmas voltadas para cima, a cerca de seis polegadas (cerca de quinze centímetros) do corpo. Encoste o queixo no peito para que a parte cervical (o pescoço) da sua espinha fique reta.

Tente libertar a mente de todos os pensamentos desnecessários e preocupantes. À medida que esses pensamentos entrarem em sua mente, olhe para eles e visualize-os como se fossem bolhas. Permita que estas flutuem até a atmosfera, onde se dispersarão suavemente. À medida que a sua mente ficar mais calma e tranqüila, dirija a sua concentração para o corpo físico.

Antes de tudo, concentre-se em seus pés. Faça um esforço para visualizar os ossos, os músculos, a carne e a pele que formam os seus pés. Sinta quaisquer tensões neles existentes. Faça que elas desapareçam suavemente, permitindo que seus pés vão ficando bastante pesados e relaxados.

Caminhe pernas acima. Sinta seus tornozelos, a barriga da perna, a canela, os joelhos e as coxas. Visualize cada osso, cada músculo. Sinta eventuais tensões. Ao liberar essas tensões, sinta as pernas ficando bem pesadas e relaxadas.

Depois das pernas, passe para o abdômen. Concentre-se não apenas na estrutura do esqueleto e nos músculos que a suportam, mas também nos órgãos contidos nessa parte do seu corpo. Se não conhecer a anatomia do corpo, leia sobre ela, aprenda como o seu corpo funciona. Fazendo-o e tomando consciência do que acontece com ele, você saberá quando as coisas começarem a dar errado e aprenderá a corrigi-las, devolvendo ao corpo a harmonia. Sinta eventuais tensões no seu abdômen. Se elas existirem, libere-as. Permita que essa parte do corpo relaxe e se torne bem pesada. Tente lembrar-se de que a tensão não afeta apenas os músculos do corpo, mas atinge todos os órgãos e sistemas.

Passe do abdômen para o plexo solar. Trata-se do lugar em que muita tensão pode se acumular e ser sentida devido aos gânglios das terminações nervosas nele existentes. Tente tomar consciência de qualquer tensão ou ansiedade presente nessa parte do seu corpo. Relaxe. Libere toda a tensão. Ela não é parte de você, e você não precisa dela.

Passe para o peito. Sinta a suave inalação e exalação, a lenta batida rítmica do seu coração. Visualize os músculos em torno das costelas. Ao fazer cada exalação, libere as possíveis tensões dessa parte do corpo. Seu coração é um órgão muscular e também está propenso à tensão.

Passe para os ombros, descendo pelos braços e chegando às mãos e aos dedos. Visualize as tensões dessa parte do seu ser como uma névoa cinzenta que flutua até a atmosfera e se dispersa, deixando suas mãos, braços e ombros relaxados e pesados.

Passe por fim para o pescoço e a cabeça. Relaxe a garganta e todos os músculos que cercam o pescoço. Relaxe a língua, os maxilares, os olhos, a testa, a parte superior e posterior da cabeça. Permita que o pescoço e a cabeça fiquem bem pesados e relaxados.

Sinta agora o seu corpo inteiro, que deve encontrar-se num estado de completo relaxamento. Percorra conscientemente o seu corpo e, se encontrar algum lugar em que ainda haja tensão, libere-a.

Permaneça nesse estado de relaxamento, de paz e de tranqüilidade por quinze minutos. Se ajudar, você pode ouvir música durante esse tempo, assegurando-se de que a música seja longa o bastante para durar do começo ao fim do seu relaxamento.

Quando seus quinze minutos tiverem passado, comece lentamente a sair do relaxamento. Primeiro movimento com delicadeza os dedos dos pés, então gire os tornozelos, flexione os músculos das pernas e mova os dedos das mãos como se dedilhasse o teclado de um piano. Então, inspirando, levante os braços acima da cabeça, alongando todo o corpo. Expirando, repouse as mãos outra vez no chão. Repita essa operação mais duas vezes. Com lentidão, vire a cabeça de um lado para o outro e, quando estiver pronto, abra os olhos, gire para o lado direito e se sente.

Permaneça sentado e imóvel por alguns minutos e tente se dar conta de quaisquer mudanças que possam ter acontecido dentro de você nos planos mental, emocional ou físico. Se quiser, mantenha uma caderneta na qual possa anotar o seu progresso.

Tente fazer esse exercício de relaxamento todos os dias. Fazendo-o, você vai começar a tomar consciência de si mesmo e a saber instintivamente aquilo de que o seu corpo precisa ou não. Se for possível, faça o exercício à mesma hora todos os dias, pois isso proporciona uma disciplina que lhe facilitará a regularidade.

Depois de praticar esse exercício por duas ou três semanas, você deverá estar pronto para passar ao próximo estágio. Tendo se familiarizado com o seu corpo físico e dele tomado consciência, seu próximo passo é tentar sentir sua aura ou campo eletromagnético que o cerca.

Estenda-se no chão e relaxe da maneira descrita no exercício precedente.

Quando o seu corpo e a sua mente estiverem num estado de paz e de relaxamento, concentre-se na inalação e na exalação. Cada vez que exalar, sinta a sua percepção expandir-se até tomar conta da sala em que você está deitado. Nesse estado, tente sentir seus sete centros principais de energia ou chacras. Comece com o chacra da raiz ou muladhara. Passe para o chacra do umbigo ou swadisthana, o do plexo solar ou manipura, o do coração ou anahata, o da garganta ou vishuddha, o frontal ou ajna e, por fim, o da coroa ou sahasrara.

A sensação percebida nesses centros de energia varia de pessoa para pessoa. Alguns sentem calor ou frio; outros, uma vibração, e uns poucos, dor. Você tem de reconhecer as suas próprias sensações relativas aos chacras. Se no início você não sentir nada, não fique desapontado. Sensibilizar o corpo leva tempo, e é importante que você trabalhe na velocidade correta para você.

Podendo ou não sentir esses centros, tente visualizar a si mesmo deitado no meio de um arco-íris. As cores mais próximas do seu corpo físico são densas, tornando-se gradualmente menos firmes e mais etéreas quanto mais longe estiverem de você. Tente pôr-se fora dessa cena e observar para ver se consegue discernir o ponto desde o qual cada cor é irradiada.

Faça esse exercício por um período de cinco a dez minutos e depois saia dessa visualização e desse relaxamento da maneira já descrita. Mais uma vez, pratique esse exercício por mais ou menos duas semanas antes de passar para a próxima fase.

A terceira parte desse exercício continua no ponto em que a segunda terminou.

Tendo saído conscientemente do corpo físico para olhar para os chacras e senti-los, seu próximo estágio é tentar sentir cada chacra e cada cor. Este exercício começa pondo-se o corpo em relaxamento e afastando-se dele da forma descrita. Tente sentir e localizar o chacra da raiz. Não hesite em entrar nesse centro. Sinta a cor vermelha que dele emana. Que sensação lhe dá a freqüência vibracional dessa cor? Como você reage a ela? Percorra lentamente os seis outros chacras, sentindo a freqüência vibracional das cores e o efeito que têm sobre você.

Quando terminar, comece lentamente a sair do relaxamento. Abra delicadamente os olhos e fique ruminando a sua experiência.

Da segunda vez em que fizer o exercício acima, no final, quando estiver sentado, concentre-se na palma das mãos. Lembre-se de que há, na palma de cada mão, um chacra menor. Eleve as mãos de modo que as palmas fiquem cerca de quatro polegadas (dez centímetros) afastadas, uma em frente à outra. Feche os olhos e tente sentir uma energia formando-se entre as duas palmas; visualize-a como uma bola branca de luz. À medida que essa luz aumentar, vá afastando as mãos uma da outra. Se praticar isso numa sala escura, você poderá ver essa energia como uma luz branca brilhante. Agora, ponha essa energia em qualquer parte do corpo em que haja incômodo e sinta-se estabelecendo harmonia e paz. Se o exercício for praticado com um amigo, vocês poderão dar essa energia um ao outro. Mais tarde, quando tiver compreendido e conhecido o sentido das cores, você poderá impregnar sua bola luminosa de energia com a cor de que você ou seu amigo precisar.

Para o próximo exercício, você vai precisar de oito pedaços de material natural, algodão ou seda. Cada pedaço deverá ser tingido com uma das oito cores do espectro.

Vá para um lugar tranqüilo e quente e sente-se no chão ou numa cadeira, colocando os pedaços de tecido ao seu lado. Pegando uma cor de cada vez, ponha o pedaço de pano na mão esquerda. Mantenha a palma da mão direita cerca de seis polegadas (quinze centímetros) acima do material. Feche os olhos e tente sentir passando pelo chacra de sua mão direita a freqüência vibracional de cada cor. Faça uma anotação sobre a sua experiência.

Se trabalhar com um parceiro, você poderá fechar os olhos e deixar que ele ponha uma cor na sua mão. Você poderá então adivinhar que cor está segurando.

Depois de cada cor, entregue a energia dela aos elementos antes de passar para a seguinte. Para fazê-lo, ponha as mãos no chão, com as palmas viradas para baixo, e diga:
Terra para a terra;
Água para a água;
Fogo para o fogo;
Ar para o ar.
Se você não fizer isso, as vibrações de cada cor vão se misturar e você não terá condições de distinguir uma da outra.

Podem-se usar roupas coloridas a fim de introduzir as freqüências vibracionais corretas no corpo para devolver-lhe a harmonia. Por exemplo, se você sofre de dores de garganta, um cachecol turquesa de seda em volta do pescoço vai ajudá-lo. Se estiver deprimido, uma peça de roupa laranja brilhante irá auxiliá-lo a sair desse estado. Uma roupa azul o ajudará se você estiver tenso. Se estiver usando vestes coloridas para ajudar a devolver a harmonia ao seu corpo, lembre-se de usar o branco sob elas. Do contrário, as cores das roupas de cima vão se misturar com as das roupas de baixo quando a luz do dia incidir sobre elas, e a cor que você vai receber será uma combinação das duas.

Depois de usar tecidos coloridos, você pode passar ao emprego de outras cores vivas presentes nas flores, na grama, nas árvores e nos pássaros. A natureza está plena das mais belas cores, exibidas em todos os matizes imagináveis. À medida que aumentar a sua sensibilidade à cor, você não poderá mais deixar de perceber a natureza.

Empreguemos a natureza para o nosso próximo exercício de sensibilização. Para fazê-lo, você precisará ter acesso a um jardim ou a um gramado. É necessário fazê-lo num dia seco e relativamente tépido.

Com os pés descalços, saia e caminhe sobre a grama. Observe a ação dos seus pés ao caminhar, o posicionamento deles na grama e o modo como são tirados do chão para permitir que você avance. Tente perceber se uma parte dos seus pés é mais sensível do que as outras. Procure sentir se a temperatura da grama é uniforme ou se sofre mudanças. Passado algum tempo, fique de pé imóvel e, lembrando de que há um chacra maior na sola de cada pé, tente sentir a cor da grama passando por ele. Sinta essa cor inundando-lhe o pé e subindo pelas pernas até alcançar o tronco, os braços, as mãos e a cabeça. Sinta a remoção de toxinas do seu corpo e o processo de pôr em equilíbrio as energias positivas e negativas. Continue a caminhar bem lentamente pela grama. Observe para ver se os seus pés se tornaram mais sensíveis ao toque. Você é capaz de sentir mais agora do que quando começou? Faça isso enquanto se sentir à vontade.

Quando trabalhamos com a cor, seja como cromoterapeutas ou associando-a com a reflexologia, precisamos aprender a visualizar cores e a sensibilizar o nosso corpo a elas. Há uma linha muito tênue entre a visualização e a imaginação. Para começar, a maioria das pessoas usa a imaginação. Você usa a imaginação quando conhece a aparência de um objeto, por exemplo, um narciso silvestre amarelo, e, ao fechar os olhos e se lembrar daquilo que sabe sobre a flor, obtém um quadro imaginário dela (Figura 23). Você usa a visualização quando olha um narciso, fecha os olhos e o vê de fato diante dos olhos fechados. A maneira mais fácil de fazer a visualização requer o uso de uma vela acesa (Figura 24).

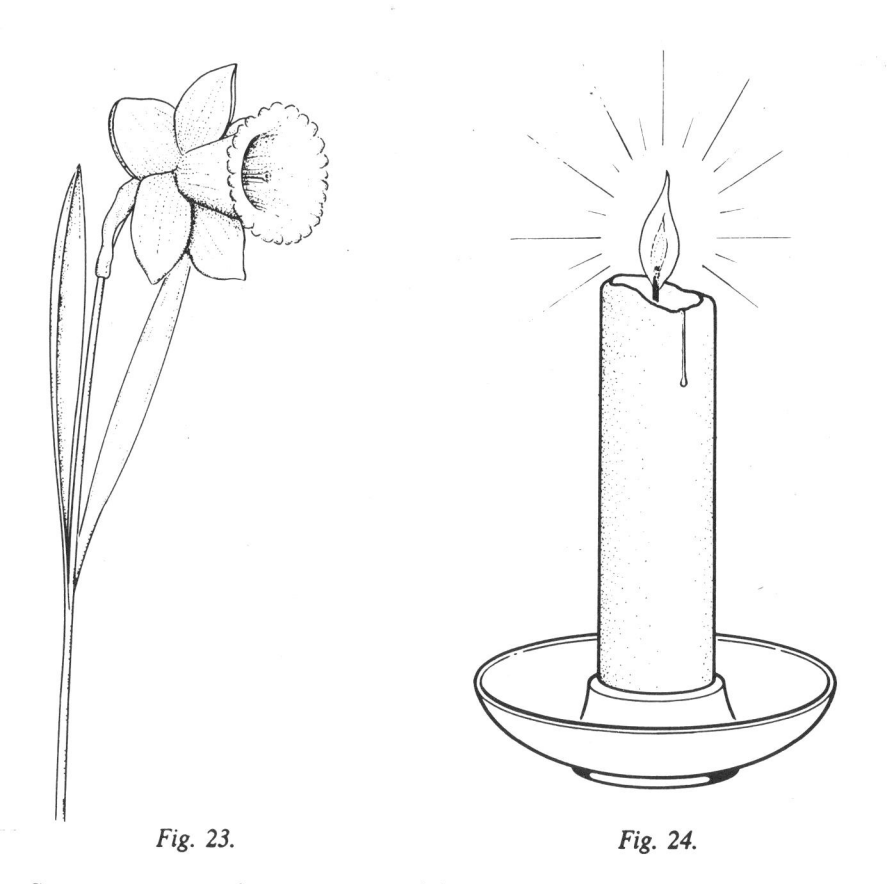

Fig. 23.   *Fig. 24.*

Sente-se numa sala escura e posicione a vela acesa diante de si. Ponha toda a sua concentração na chama e contemple-a até que os seus olhos comecem a lacrimejar. Então, feche os olhos. Você deverá ver, diante dos seus olhos fechados, a chama da vela. É bem provável que ela se movimente, saindo eventualmente do foco. Só com a prática nos tornamos capazes de mantê-la imóvel e em foco.

Por que precisamos visualizar? Se estamos fazendo que a cor nos percorra, precisamos visualizar a cor que desejamos que flua pelas nossas mãos e passe para o paciente. Às vezes, em especial se tivermos sensibilizado o nosso corpo à cor, percebemos que uma cor diferente da que visualizamos está sendo projetada por meio de nós. Isso é correto e devemos deixar que aconteça. Lembre-se de que, se nos dedicamos como instrumentos, as forças superiores sabem melhor do que nós a cor de que uma pessoa precisa.

Para o próximo exercício de visualização, você vai precisar de uma flor qualquer da cor que você escolher (Figura 25). Ponha-a num vaso e coloque este à sua frente. Dirija toda a sua atenção para a flor. Observe como ela é formada, quantas pétalas tem, se as pétalas são ou não iguais. Se não forem, quais são as variações? Observe a cor da flor. Ela é a mesma em toda a extensão ou algumas partes são mais claras?

Agora, pegue a flor e, com bastante delicadeza, deposite-a na palma da sua mão esquerda. Ponha a mão direita cerca de quatro polegadas (dez centímetros) acima dela. Feche os olhos e tente sentir a passagem pela palma da sua mão direita da cor emanada pela flor. Coloque a flor no vaso e feche outra vez os olhos; agora, contudo, tente visualizar a flor diante dos seus olhos fechados. Se você estiver mantendo anotações de suas experiências, escreva o que sentiu ou deixou de sentir.

Esse exercício de sensibilidade pode ser feito com pedras, folhas, penas (Figura 26) ou cristais. Ao trabalhar com essas coisas, lembre-se de que todas contêm vida, até uma humilde pedra que você pega na rua. Sua taxa vibracional é muito baixa, mas ela está vivendo. Tente respeitar e amar todas as coisas da natureza, e você não deixará de ser recompensado.

Quando trabalhamos como um canal para a cura através das cores, não trabalhamos apenas com a cor mas também com as energias da terra e as energias espirituais. Aquelas passam pelos nossos pés e chegam ao chacra do coração; estas últimas entram pelo chacra da coroa e se dirigem ao coração. Nesse órgão, elas se unem em amor antes de se irradiarem pelas nossas pernas, mãos e dedos. Se usamos cor, fazemos os raios vermelhos, amarelos e laranja subirem da terra; os verdes entrarem horizontalmente e se dirigirem ao chacra do coração; e os azuis, índigo, violeta e magenta, pelo topo da cabeça.

Para o último exercício, tentaremos canalizar as energias de cura e as cores para as nossas mãos através de nós mesmos.

Encontre um lugar calmo e quente onde você não vá ser perturbado. Sente-se no chão ou numa cadeira – onde achar mais confortável. Percorra mentalmente o corpo, liberando quaisquer tensões. Concentre-se na inalação e na exalação. Ao exalar, expulse toda negatividade ou tensão ainda remanescentes. Sinta o seu metabolismo desacelerar-se e uma sensação de paz e tranqüilidade perpassar pelo seu ser.

A cor que você vai canalizar é o azul. Concentre-se nela e tente visualizá-la. Se achar que ajuda, comece imaginando um objeto ou flor azul. Quando tiver feito isso, visualize um feixe de luz azul entrar pelo chacra da coroa e descer até alcançar o centro do coração. Perceba também as energias telúricas e espirituais que aí se reúnem. Concentre-se nessas três energias sendo unidas pelo amor e permita que essa energia combinada flua pelos seus braços e mãos. Visualize as mãos ficando impregnadas de luz azul. Se alguma parte do seu corpo estiver tensa ou dolorida, coloque os dedos sobre ela e visualize essa luz azul saindo dos seus dedos e penetrando na área do corpo escolhida.

Agora, relaxe por um momento e rememore quaisquer pensamentos ou sensações que possa ter experimentado.

Esse exercício pode ser praticado com quaisquer das oito cores. Mas leia sobre o sentido das cores e a doença específica para que cada cor é usada antes de fazê-lo. Você poderá querer canalizá-la pelos dedos para as zonas de reflexo dos seus pés. Se o fizer, sugiro que comece com o azul, canalizando-o para o plexo solar.

Mencionei antes que a meditação é parte da disciplina necessária para quem deseja tornar-se um canal de cura. Por conseguinte, julgo importante mencionar algo a esse respeito antes de falar de cada cor em especial e de suas propriedades.

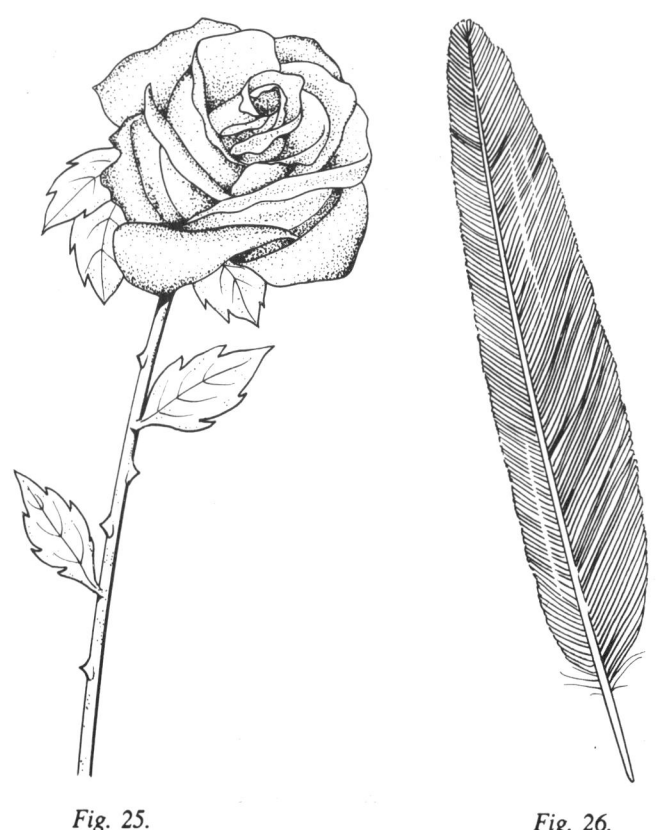

Fig. 25. 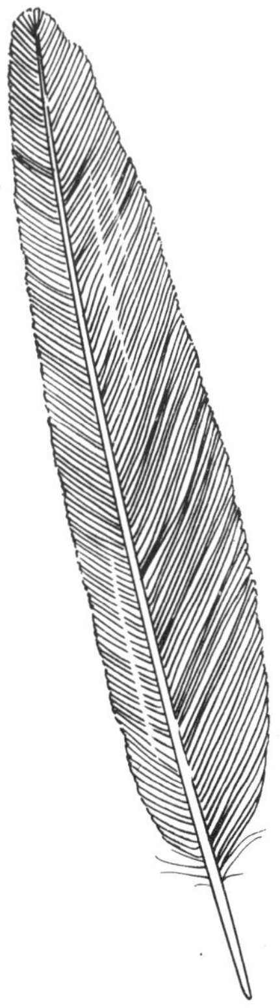 *Fig. 26.*

6
Orientações para a meditação

A meditação é uma disciplina, uma disciplina que nos ensina a relaxar o corpo e a aquietar a mente a fim de entrar em contato com a centelha divina ou com o verdadeiro eu que há dentro de nós, a parte do nosso ser que não tem começo nem fim.

Quando começamos a percorrer a senda da meditação, deparamos com muitas dificuldades. A primeira delas é impor a nós mesmos a disciplina que nos permita dispor todos os dias de um tempo para praticá-la. A segunda é aprender a sentar-se em imobilidade e relaxar o corpo. E a terceira é aquietar a mente, algo que a maioria das pessoas descobre ser extremamente difícil. Em circunstâncias normais, nossa mente nos governa. Estamos agora tentando reverter isso e nos tornar mestres da mente. Tal como uma criança mimada, a mente se rebela tão logo sentamos para meditar, e nos bombardeia com toda espécie de pensamentos. Patanjali, um grande sábio oriental, compara a mente com um lago no qual são jogadas continuamente pedras, fazendo que a sua superfície forme ondas. O lago representa a mente; as pedras, os pensamentos, e as ondas, os distúrbios que esses pensamentos provocam. Se não pararmos de atirar pedras, permitindo que as ondas cessem e a superfície do lago se imobilize, jamais veremos o fundo deste último. Em outras palavras, se somos incapazes de aquietar a mente e libertá-la de pensamentos, nunca vamos realizar o nosso verdadeiro eu, a chama eterna que há dentro de nós.

Há muitas maneiras de praticar o controle mental. Podemos consegui-lo por meio de mantras (a repetição de sons especiais), de yantras (formas geométricas), da concentração na respiração, da audição de música, do uso de imagens e de muitas outras técnicas. Descobri que o melhor a fazer é investigar todas as técnicas e selecionar aquela que dá os melhores resultados.

Se você meditar em grupo, é aconselhável começar com a meditação dirigida, que permite que o grupo se familiarize com as vibrações dos seus membros a fim de criar harmonia. Isso pode exigir de seis a oito semanas. Uma vez alcançada essa meta, o grupo pode passar a meditar em silêncio.

Se você meditar sozinho, talvez seja útil manter um diário espiritual em que você vai escrever o que conseguiu, aprendeu e sentiu em cada meditação.

Outro aspecto passível de ser incluído na meditação é a cura a distância. Assim que a mente está aquietada e alcançamos um nível superior de consciência, podemos elevar as almas que pediram a cura a distância até a luz. Podemos visualizá-las deitadas num belo jardim e projetar mentalmente para elas as cores de que necessitam. Outro modo é visualizar um templo de cura para o interior do qual você leva essas pessoas. No templo, elas podem receber a água da vida, da cura e da saúde ou ser impregnadas com as cores que inundam esses templos.

Quando começamos a praticar meditação, é importante reservar todos os dias o mesmo período de tempo à mesma hora para isso. Isso se torna uma disciplina que cria um bom hábito. É fácil ter a boa intenção de praticar todos os dias, mas, se não se reservar um tempo e uma hora determinados, o dia passa, a noite vem, e nos sentimos cansados demais para fazer a nossa meditação.

Quando meditar, escolha um lugar calmo e aquecido onde você não vá ser perturbado. Se necessário, tire o fone do gancho. Esse é um momento muito especial que você criou para si mesmo e para o seu próprio desenvolvimento interior. Acenda uma vela e a dedique à luz de Cristo, à luz de Buda ou a qualquer senda ou divindade que você siga. Se se sentar numa cadeira, assuma a postura do Faraó: os pés apoiados no chão, as mãos descansando sobre os joelhos, com as palmas viradas quer para cima, quer para baixo. Se elas estiverem viradas para baixo, simbolizarão o receber; se estiverem viradas para cima, estarão representando o dar. Sua coluna deve estar reta, a cabeça e o pescoço relaxados e os olhos, fechados. Se estiver sentado no chão, você poderá encostar-se na parede com as pernas bem estendidas, numa postura de lótus ou de meio lótus, ou numa postura de pernas cruzadas simples. Seja como for, é importante que a coluna esteja reta. Lembre-se de que ela é como um feixe dourado de luz que o liga a este planeta, mas que também é capaz de elevá-lo aos níveis superiores de consciência.

Tente livrar-se de quaisquer pensamentos que lhe venham à mente. Visualize-os como formosas bolhas que flutuam para dentro da atmosfera e se dispersam suavemente. Quando sua mente estiver calma e tranqüila, dirija sua concentração para o corpo físico. Percorra com ela o seu corpo, liberando quaisquer tensões nos órgãos e músculos. Se não se sentir à vontade, mude de posição. Agora que seu corpo e sua mente estão aquietados e imóveis, faça a meditação escolhida.

Na meditação, trabalhamos com os sete chacras ou centros de energia principais. Eles são os portais que nos conduzem aos estados superiores de consciência, e se abrem quando nos encontramos em estado de meditação. É, pois, da maior importância que os fechemos ao final de cada meditação. Se não o fizermos, estaremos deixando abertas portas pelas quais entidades indesejadas poderão entrar. A maneira mais eficaz de fechá-los é visualizar uma cruz de luz encerrada num círculo de luz (Figura 27) e, a partir do chacra da coroa, posicionar esse símbolo ao redor de cada um dos sete chacras principais. Visualize esse círculo como uma chave de ouro que fecha com segurança cada um desses centros de percepção superior.

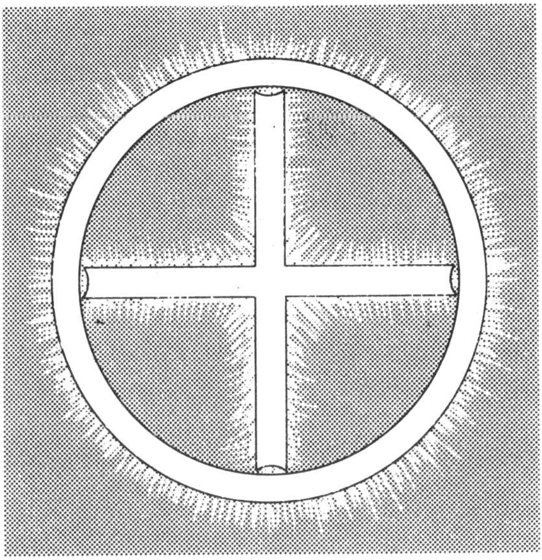

Fig. 27. Uma cruz de luz no interior de um círculo de luz usada como chave de ouro para fechar todos os centros de percepção superior

Feito isso, comece a acelerar sua inalação e exalação. Vá tomando consciência do seu corpo físico sentado no chão ou numa cadeira. Então, quando estiver pronto, abra suavemente os olhos e volte de modo pleno à consciência terrena.

Apague a vela e envie a luz a alguém que precisa de cura ou a alguma parte perturbada do mundo. Seja grato por eventuais experiências ou introvisões que lhe tenham sido proporcionadas.

Se encontrar dificuldade para se concentrar ou para aquietar a mente, não desanime. Essas coisas só vêm com a prática. Em alguns dias você pode não ter dificuldades, e sua meditação será uma bela experiência. Em outros dias, você pode ter muitos problemas e passar o tempo todo tentando concentrar-se e imobilizar a mente. Se isso acontecer, não desista. Todas as experiências que nos são dadas ajudam o nosso fortalecimento. Se a sua mente se perder em pensamentos, faça-a, com delicadeza, voltar a se concentrar. Com a prática regular e a perseverança, a meditação se tornará parte essencial da sua vida.

Os elementais

Quando caminho no campo ou quando trabalho com as dádivas que a natureza nos dá, sinto que é importante agradecer aos elementais responsáveis pelos elementos terra, água, fogo e ar e trabalhar com eles. Se pedirmos a sua ajuda e lhes agradecermos por nos auxiliarem, eles se tornarão nossos amigos e servos. Se abusarmos deles, poderão semear o caos.

Os elementais que pertencem ao reino da terra são os gnomos; os do reino da água são as ondinas; os do reino do fogo são as salamandras; e os do reino do ar são as sílfides.

Lembro-me de ter ouvido há muito tempo um programa radiofônico em que se entrevistava uma senhora que afirmava ter visto fadas no fundo do seu jardim. Ela foi objeto de risos e considerada excêntrica. Seria ela excêntrica ou dotada da capacidade de ver esses seres? Sei que muitas das pessoas que trabalham em Findhorn com os elementais afirmam tê-los visto. Findhorn, na Escócia, é uma comunidade de pessoas que vivem e trabalham juntas. Elas cultivam o que se poderia chamar de legumes campeões num solo que os cultivadores comuns considerariam impróprio. Elas alegam tê-lo conseguido com a ajuda dos elementais e devas associados com o reino das plantas.

Essa meditação inclui esses seres; e, nela, nós lhes agradecemos pelas tarefas que eles estão realizando.

A meditação da manhã

Antes de iniciar esta meditação, leia as instruções dadas à página 80.

> Imagine que você está de pé no final de um estreito e penumbroso corredor. Aos poucos, você começa a percorrer esse corredor. Você sente a irregularidade do chão sob os pés e percebe que as paredes são feitas de uma pedra áspera e irregular. Quanto mais você adentra o corredor, mais mortiça se torna a luz, mas há luz suficiente para que você distinga a porta da qual está se aproximando. Ela é feita de madeira e tem do lado direito um puxador redondo de madeira. Você segura o puxador, sentindo a maciez e o calor da madeira, e o vira, abrindo a porta para fora.
>
> Quando passa pelo portal, você se vê no campo. Ainda está escuro, e tudo está imóvel e em silêncio. Levantando o olhar para o céu, você vê uma abóbada estrelada que pisca e brilha como se tivesse centenas de jóias preciosas. A brilhante lua crescente está rodeada de uma aura luminosa.
>
> Começando a caminhar pela trilha em que se encontra, você sente as pedras e pedregulhos sob os pés. Alguns são lisos, outros, pontudos. Você se lembra com gratidão dos elementais responsáveis pelo reino mineral, os gnomos. Quando você se recorda deles, seus pensamentos se voltam para os formosos cristais que são formados nas trevas da terra, do branco do diamante ao violeta da ametista. Vem à sua mente o fato de que das trevas sagradas vem a luz.
>
> Saindo dessa trilha de pedregulhos e passando para a grama, você sente nos pés a diferença de textura. A grama parece suave, delicada e ligeiramente mais fria. Você percebe que cada parte dos seus pés tem

sensações diferentes. Pare por um momento e observe a força e a majestade das árvores circundantes, ainda revestidas pela névoa noturna. Elas dão a impressão de o estar convidando a compartilhar a energia que absorveram durante o dia. Enquanto você fica de pé e olha maravilhado e assombrado, o som da água distante chega até você. Sua borbulhante e buliçosa música o convida a dirigir-se até lá. O som vai aumentando à medida que você se aproxima do regato cujas águas vão criando o seu caminho, campo afora, com a sua dança. À margem está amarrado um bote. Entre nele e deixe que o regato o leve consigo. Deitado de costas no bote, você sente que a alvorada está prestes a irromper. Atrás de você, o céu ainda tem um matiz índigo forte, que se torna um azul desbotado à medida que você dirige o olhar para o horizonte. Pondo a mão para fora do bote e mergulhando-a na água, você sente uma frieza que lhe faz cócegas. A água parece levar consigo todas as tensões da sua mão, deixando-a relaxada e refrescada. Enquanto vai, você se lembra com gratidão dos elementais responsáveis pelo elemento água, as ondinas.

Com lentidão, o seu bote se dirige para uma pequena baía e pára. Você desce e o prende a uma estaca.

A essa altura, o sol começa a se elevar no horizonte, e a madrugada quase chegou ao fim. Diante de você há uma bela magnólia cheia de flores brancas e magenta. Você se senta sob os seus ramos, absorvendo-lhe as cores no seu ser e respirando seu perfume delicado. Uma suave brisa agita delicadamente suas folhas e toca o seu rosto e os seus cabelos. Ela o faz recordar-se dos elementais responsáveis pelo elemento ar, as sílfides, a quem você agradece.

O dia amanheceu, e o sol faz rebrilhar um laranja dourado na linha do horizonte. Animais e pássaros acordaram para esse novo dia; eles cantam e chamam uns aos outros. O barulho das pessoas do campo começando o trabalho percorre todas as adjacências. Você sente o calor do sol recém-nascido irradiando-se pelo seu corpo e energizando todas as células e átomos. Cheio de gratidão, você se recorda das salamandras, os elementais responsáveis pelo elemento fogo. Todo o seu ser começa a irradiar paz, tranqüilidade e amor.

Dando-se conta de que é hora de deixar essa paz e solidão, levante-se lentamente e olhe ao redor. Você vê que o bote em que viajou fez você dar uma volta quase completa e que, a pouquíssimos metros do lugar onde você se encontra, está a porta pela qual você passou.

Você se levanta e se dirige para a porta, pega o puxador e a abre na sua direção. Passe por ela, voltando ao corredor. Diante do brilho da manhã, o corredor parece muito escuro e estreito. Continue a percorrê-lo até entrar na sala onde começou essa meditação.

Vá percebendo o seu corpo. Aumente aos poucos o ritmo da respiração. Feche seus centros de percepção superior de acordo com as instruções das páginas 80 e 81 e volte plenamente à consciência terrestre.

A meditação do arco-íris

Prepare-se para esta meditação seguindo as instruções dadas à página 80.

Imagine-se de pé no final de um corredor. Há pouca luz, mas você pode ver que as paredes são feitas de pedra natural, áspera e irregular, e que o chão é feito de pedras arredondadas. Elas parecem suaves e frias aos seus pés descalços. Olhando para o corredor, você vê na outra extremidade um feixe de luz dourada. Você começa a caminhar lentamente na direção dele. Quanto mais você se aproxima, tanto mais brilhante ele se torna. Ele parece estar acenando para você. Quando se aproxima da luz, você descobre que ela brilha por uma porta parcialmente aberta. Segurando o lado da porta, você a abre e vê-se à entrada de uma sala circular.

Penetrando na sala, você descobre que entrou num arco-íris gigante. Cada cor desse arco-íris vem das extremidades exteriores do chão, encontrando-se perto do centro do teto. Fique de pé e olhe esse espetáculo com assombro e maravilhamento. As cores vermelha, laranja, amarela, verde, turquesa, azul, violeta e magenta estão bruxuleando e dançando cheias de vida. Suas energias individuais estão vivas, e cada cor lhe transmite uma mensagem.

Percorra vagarosamente o perímetro da sala. Quando você faz isso, a primeira cor na qual você pisa é o vermelho. Você sente o calor dessa cor penetrando o seu corpo, sente a sua energia ligando-o a este planeta.

Avançando, você se vê cercado pelo raio laranja, que tira de você quaisquer depressões ou pesos que você possa estar sentindo, e põe em seu lugar o júbilo e a alegria. Você deixa que essa cor energize cada célula e cada átomo do seu corpo.

Do laranja, você penetra no amarelo e sente que está se afastando. Afastando-se dos problemas emocionais e físicos, das pessoas e amizades. Nesse estado de desapego, você descobre que é capaz de considerar a própria vida de uma nova perspectiva. São-lhe mostrados os vários caminhos que você pode seguir para sobrepujar quaisquer problemas físicos e/ou emocionais que possa estar vivendo. Você pode encarar os amigos e relacionamentos e perceber que o que fazem e vivem se destina ao próprio crescimento interior deles, e não deve ser julgado nem criticado, mas tomado com amor, com o conhecimento de que você sempre estará pronto a estender uma mão amorosa e útil quando necessário, e feliz por fazê-lo.

Saia do amarelo e entre no verde. Pare e veja o que essa cor está fazendo por você. Sinta-a removendo todas as toxinas do seu corpo e equilibrando suas energias positivas e negativas. Peça a essa cor para harmonizar os três aspectos do seu ser – o corpo, a mente e o espírito –, a fim de que você se torne são ou santo.

Deixando essa cor, você penetra na energia do azul. Você sente imediatamente toda a tensão do seu corpo sendo liberada e substituída por uma profunda sensação de paz e tranqüilidade. Em comparação com o raio vermelho, o azul causa ao seu corpo uma sensação de frio.

Levando consigo essa sensação de paz e tranqüilidade, caminhe para dentro do raio violeta. Violeta, a cor da dignidade. Permita que ela lhe dê essa dignidade que você deveria ter como ser humano, dignidade nos aspectos físico, emocional e mental do seu ser.

Por fim, mergulhe no raio magenta. Deixe que essa cor dissolva todos os antigos padrões emocionais, metabólicos, mentais e físicos que já não lhe servem, velhos padrões que têm de ser dissolvidos para que você possa crescer e evoluir, entrando no próximo estágio do seu desenvolvimento interior.

Sentindo que essas cores o despiram de suas velhas vestes e o vestiram com novas, penetre no raio magenta, alcançando o centro do arco-íris.

Nesse centro, você vai se ver banhado pela pura luz branca. Olhando para cima, para o centro do teto, você vai descobrir que essa luz branca é formada pela fusão de todas as cores numa única. A pura luz da consciência de Deus.

No chão, no centro dessa coluna de luz, há um lago redondo e raso. Acima de sua superfície flutuam nenúfares e, ao redor de suas extremidades, há cristais de todas as formas, tamanhos e cores. Há rubis, âmbar, topázio amarelo, esmeraldas, turquesas, safiras e ametistas. Sente-se ao lado do lago e tente perceber qual o cristal que lhe pede que o segure. Encontre-o e, tomando-o nas mãos, sinta a sua energia passar por elas. Peça que ele lhe revele de onde veio. Isso pode vir na forma de quadros que aparecem diante do seu olho interior ou de sua própria fonte interior. Agora pegue o cristal e o encoste em qualquer parte do seu corpo que precise de cura. Permita que a sua energia restitua a harmonia dessa parte do corpo. Com gratidão e amor, deponha o cristal ao lado do lago.

Agora, você se dá conta de que é hora de deixar o centro desse belo arco-íris e voltar outra vez à consciência terrestre.

Volte-se para a direção oposta àquela a partir da qual você caminhou até o centro do arco-íris e comece a sair passando pelo raio vermelho. Ao passar por ele, sinta a cor do vermelho retornar e ligá-lo outra vez a este planeta. Afastando-se desse raio, cruze a porta e volte ao corredor. Caminhe por ele até voltar à sala onde começou a meditação. Perceba o seu corpo sentado no chão ou na cadeira e comece delicadamente a voltar às atividades cotidianas, lembrando-se de fechar seus centros de percepção superior nos termos das instruções das páginas 80 e 81.

A próxima meditação é usada para pessoas que pediram para ser curadas estando ausentes. É uma boa idéia ter uma caderneta na qual manter uma relação com o nome dessas pessoas. É fácil esquecer alguém. A caderneta pode ser guardada tanto na sua sala de cura como no lugar em que você faz suas meditações.

A meditação de cura de pessoas ausentes

Prepare-se para a meditação seguindo as instruções dadas à página 80.

Tente visualizar um belo templo arredondado com o teto em forma de domo. Esse teto é composto de cristais entrelaçados que, quando o sol brilha através deles, enchem o templo de arco-íris de luz. Há no centro do templo uma fonte, a fonte da vida, da luz e da harmonia. Ao redor da circunferência do templo há portas que dão para salas individuais de cura. Cada uma dessas salas está impregnada com uma cor do espectro.

Nesse templo, os anciãos se reúnem para ajudar os que procuram sua senda ou precisam de cura. Há também almas que acabaram de completar sua vida na terra e almas que esperam encarnar.

De pé, tranqüilamente, perto da fonte, visualize todas as pessoas que pediram cura chegando e ficando ao seu lado no templo. Há ao lado da fonte algumas xícaras. Pegue uma delas e encha-a com a água da fonte. Primeiro beba dessa água da vida, da luz e da harmonia e, em seguida, ofereça-a aos que estão em busca de cura. Enquanto eles beberem, visualize o seu corpo, a sua mente e o seu espírito sendo harmonizados, e todo o seu ser irradiando saúde e paz.

Quando todos tiverem bebido da xícara, ponha-a outra vez ao lado da fonte. Visualize seus amigos deixando o templo repletos de luz e de amor.

Comece a tomar consciência do seu corpo físico e saia dessa meditação de acordo com as instruções da página 81.

A meditação de autocura

Esta meditação pode ser usada quando você não se sentir bem ou estiver cansado, assim como quando houver desarmonia no seu corpo, na sua mente ou no seu espírito.

Comece dirigindo-se ao templo descrito na meditação de cura de pessoas ausentes.

Quando estiver de pé perto da fonte, você será convidado a entrar nela. Caminhando para dentro da água, você a sente quente em seu corpo. Você sente que ela remove todo o cansaço, toda a desarmonia ou toda a dor. Enquanto você olha pela água na direção do domo do templo, os raios solares fazem cada gotícula cintilar com o seu próprio arco-íris. Os belos arco-íris coloridos são absorvidos pelo seu corpo, pela sua mente e pelo seu espírito enquanto a água derrama cascatas sobre você.

Quando sai da fonte, você tem a impressão de que retirou todas as suas velhas vestes e envergou novas. Você se sente pleno de vida e de vitalidade.

Com gratidão e amor, saia do templo e tome consciência do seu corpo físico e da sala em que está sentado.

Saia lentamente desta meditação de acordo com as instruções da página 81.

A meditação do cálice de cristal

Esta é uma meditação destinada à obtenção de energia espiritual; ela pode ser usada no começo do dia ou antes de uma sessão de cura. Prepare-se para esta meditação seguindo as instruções dadas à página 80.

Imagine que você está sentado num cálice de vidro. Esse cálice tem forma de bulbo, sendo amplo na parte inferior e estreito na superior, como uma taça de conhaque. Ele é feito de tal maneira que reflete todas as cores do espectro. Quando a luz passa pelo vidro, o espaço entre o cálice e o seu corpo fica cheio de vermelho, laranja, amarelo, verde, turquesa, azul, violeta e magenta. Essas cores brincam e dançam constantemente umas com as outras. O cálice é forte e compõe em torno de você uma teia protetora, e, com suas cores de luz etérea, representa a sua aura.

Olhando para a abertura na parte superior do cálice, você sente a inundação do seu corpo por meio de um feixe de luz branca divina que lhe penetra o chacra da coroa e se irradia até a sua aura. Esse feixe deixa você pleno de energia e de luz. Ele o faz a tal ponto que o torna capaz de se transformar num canal de cura, um canal de luz e de júbilo.

Ele continua a se derramar sobre você até enchê-lo por inteiro de luz. Ele lhe dá energia, paz e alegria.

Quando estiver repleto dessa luz, passe alguns minutos em silêncio, agradecendo ao mundo espiritual por essa dádiva. Então, retorne dessa meditação nos termos das instruções da página 81.

A meditação dos chacras

Prepare-se para esta meditação seguindo as instruções dadas à página 80.

Dirija sua atenção para a espinha, visualizando-a como uma bela coluna de luz dourada. Concentre-se na base da sua coluna, no cóccix. Ao fazê-lo, você vai se ver de pé fora do centro de energia da raiz. Caminhe lentamente para dentro. Entrando, você vai ver diante de si o botão de uma rosa vermelha. Alcançando esse botão, ponha as mãos em torno dele e o observe enquanto ele começa a se abrir. Quando ele estiver plenamente aberto, caminhe até o seu centro e sente-se. Cercado pela cor vermelha, você toma consciência de sua energia masculina. Sua taxa metabólica principia a aumentar, e você se dá conta da aceleração dos batimentos cardíacos. Sua temperatura corporal se eleva e você tem uma sensação de excitação. Instintivamente, você sente essa cor ligando-o a este planeta. No centro da rosa há um feixe ascendente de luz branca. Ficando de pé, penetre nessa luz e deixe que ela o eleve delicadamente ao segundo centro, o do umbigo.

Nesse centro, você vê diante de si o botão de um crisântemo de um laranja profundo. Ponha as mãos em torno do botão e observe-o enquanto se abre lentamente. Caminhando até o seu centro, sente-se e sinta o efeito que os raios laranja têm sobre o seu corpo. Essa cor é a mediadora de uma energia muito mais delicada, uma energia feminina. Quaisquer depressões que você possa estar sentindo são removidas e substituídas pelo júbilo. Nessa cor, você pode deitar por terra todo o cansaço e ter todo o seu ser reenergizado. Olhando para o seu centro, você vê o feixe branco de luz. Levante-se e caminhe para dentro dele para que ele possa elevá-lo ao centro do plexo solar.

Diante de você há o botão de um narciso silvestre. Avance e ponha as mãos em torno dele. Ele responde ao calor delas abrindo-se. Vá até o seu centro e sente-se. Ficando impregnado com o raio amarelo, você sente que está se apartando de quaisquer problemas que possa estar vivendo na época ou de eventuais decisões que possa ter de tomar. Nesse estado de desapego, você se vê capaz de encarar esses problemas de maneira mais clara e, portanto, identificar a solução correta para eles. Você se afasta da família e dos amigos e, ao fazê-lo, percebe que o que eles fazem e o caminho que seguem são corretos para eles; são parte de seu aprendizado e evolução. Você se dá conta de que tem de vê-los com amor, sempre pronto a ajudar se eles pedirem. Procurando o feixe de luz branca, levante-se e caminhe para dentro dele, deixando-se elevar até o centro do coração.

Nesse centro, você encontra o botão de uma rosa *pink* claro em meio a um leito de folhas verdes. Ao ficar de pé sobre essas folhas verdes, você tem as toxinas do seu corpo eliminadas e suas energias positivas e negativas equilibradas. Você sente a harmonização dos três aspectos do seu ser. Caminhando na direção desse botão, ponha as mãos ao seu redor, permitindo-lhe que se abra em resposta ao calor que vem de suas mãos. Vá até o seu centro e sente-se, tendo a sensação de que os raios rosa-claro cercam você e o deixam pleno de amor divino, espiritual. Esse amor se concentra no seu chacra do coração, de onde emana como os raios do sol, caindo sobre aqueles com os quais você entra em contato. Levantando-se e dirigindo-se para dentro do feixe de luz branca, você deixa que ele o eleve até o centro do coração.

No chacra do coração, você se vê diante do botão de uma centáurea azul. Colocando as mãos ao redor dele, você faz que o amor do seu centro do coração desça pelos seus braços e penetre em suas mãos. Sentindo a vibração desse amor, o botão se abre e convida você a sentar-se no seu centro. Cercado pelos raios azuis, você sente toda a tensão ser liberada do seu corpo e a paz e o relaxamento profundo se apossando de você. Você sabe instintivamente que vem desse centro uma sensação diferente das dos outros e que essa é a ponte que se tem de transpor para passar do reino físico ao espiritual. Se sentir que ainda não está pronto para cruzar a ponte, você pode permanecer envolto pelo manto de paz e relaxamento oferecido por esse raio. Se quiser e sentir que é certo fazê-lo, cruze a ponte, alcance o feixe de luz branca e deixe que ele o eleve até o chacra frontal.

Esse centro contém o botão de uma íris índigo escura. Quando você o toca delicadamente, ele se abre, convidando-o a sentar-se na sua parte central. Enquanto esse índigo eleva seu estado de relaxamento e de paz, você se sente capaz de entrar em contato com o seu Eu superior. Nesse estado, você faz quaisquer perguntas cujas respostas você anda buscando. Talvez você tenha chegado a uma encruzilhada da vida e não esteja seguro do caminho a seguir. Você pode ter problemas ou interrogações para os quais procure uma resposta. Nesse silêncio, faça tranqüilamente as perguntas sabendo que, quando for o momento, a resposta será dada. Ela pode vir por meio de outra pessoa, de um livro que você pegue ao acaso ou por intermédio da sua intuição. Quando trabalhamos com esse chacra, as respostas por vezes vêm em forma pictórica, passando diante do nosso olho interior. Tenha a certeza de que, como quer que percebamos a resposta, ela será dada. Tendo perguntado e descansado um pouco em silêncio, paz e amor, permita que o feixe de luz branca que emana do centro dessa flor o eleve ao centro da coroa.

Ao entrar no chacra da coroa, você vai se ver de pé no centro de uma flor de lótus com múltiplas pétalas. A parte central dessa flor irradia um belo violeta, dando a você a dignidade e o respeito próprio que você merece ter como ser humano. À medida que se irradiam para fora, esses raios violeta se tornam num magenta claro que o eleva até a luz branca da consciência de Deus. Elevando o olhar até essa luz, você recebe do reino espiritual todas as revelações que estiver pronto a ouvir e a ver. Ao erguer os braços para abraçar essa luz, você vê que uma vela é posta em suas mãos. A chama dessa vela representa a sua própria consciência espiritual e a sua própria verdade transcendente. Tome essa chama e ponha-a no seu chacra do coração, deixando que ela seja vista e partilhada por todos aqueles que estejam prontos a fazê-lo.

Dando graças ao reino espiritual por aquilo que lhe foi permitido experimentar, você começa a voltar à consciência terrestre. Usando a cruz de luz no interior do círculo de luz, ponha-a ao redor de cada um dos sete centros; comece pelo da coroa e, descendo, chegue ao da raiz. Ao fazê-lo, observe cada uma das flores se fechando. Quando alcançar o centro da raiz, sinta o vermelho que dali emana ligando-o outra vez a este planeta. Quando estiver pronto, abra os olhos e retorne plenamente ao cotidiano.

A meditação da noite

Prepare-se para esta meditação seguindo as instruções dadas à página 80.

É fim de tarde. Os últimos raios do sol mergulharam atrás das colinas, deixando o mundo envolto no manto negro da noite. Os pássaros voltaram às árvores; com a cabeça sob a asa, sonham com o que o dia lhes proporcionou. Os animais domésticos se enrodilham em suas caminhas ou em seus abrigos, e os animais da fazenda, em seus alojamentos. A coruja e outras criaturas noturnas são as únicas almas despertas, e estão em busca de alimento e diversão.

As flores dobraram suas pétalas, fechando dentro delas a lembrança do calor e do brilho do sol. Tudo está calmo e imóvel.

Nessa imobilidade, reflita sobre o dia que acabou de passar, sobre os seus triunfos, seus infortúnios, suas alegrias e suas tristezas. Apreenda disso tudo o que lhe foi ensinado e mostre-se grato. Liberte-se de toda negatividade, de tudo quanto já não lhe for necessário, de tudo aquilo que não deve mais ser parte de você.

Reflita sobre o chacra do coração. Entre nesse lugar que abriga o seu Eu superior ou o seu verdadeiro Eu. Cercado pela luz magenta clara que está preenchendo esse espaço, permita que ela o capacite a libertar-se de tudo o que você já não precisa conservar e encha o vazio que restar com o puro amor espiritual.

Deixe que esse amor emane do seu coração e tome conta de todo o seu corpo. Faça-o ir ainda mais longe, atingindo o coração da sua família, dos seus amigos e de todos os que você ama. Peça que esse amor e essa paz possam chegar aos lugares em que há discórdia, luta, desarmonia e tensão.

Agora, ponha ao redor dos ombros uma bela capa azul. Ponha o capuz na cabeça e o aperte na altura da fronte. Visualize cada um dos centros de percepção superior sendo fechado e protegido de maneira segura para a noite. Envolto no seu manto de paz e de segurança, vá se deitar e dormir para que o seu corpo possa se reenergizar e ficar pronto para a alvorada de mais um novo dia.

Boa-noite.

7

O tratamento com a reflexologia e as cores

Na primeira visita de um paciente, sempre anoto seus dados particulares e seu histórico médico. Isso inclui quaisquer drogas que ele tenha tomado ou esteja tomando, cirurgias a que se submeteu e enfermidades que teve. Pergunto-lhe então sobre o seu atual estado de saúde e a razão por que veio procurar tratamento.

Dedico então algum tempo a falar com a pessoa e a encorajá-la a falar comigo, em especial se sinto que a causa da sua doença tem origem num problema emocional ou psicológico. Há muitas pessoas no mundo que não contam com um amigo íntimo a quem possam confiar seus pensamentos mais pessoais. E é muito importante poder exprimir os próprios sentimentos e problemas. Se não pudermos fazer isso, eles causarão fadiga e tensão, que vão se manifestar, em última análise, como doença física. Às vezes nós, terapeutas, somos usados para esse propósito. A pessoa que vem fazer o tratamento não nos conhece e por isso acha que pode confiar a nós aquilo que não podem falar com ninguém mais.

Depois de ouvir o paciente e de falar com ele, explico-lhe o procedimento do tratamento. Digo-lhe que ele pode dormir, relaxar ou falar comigo durante as sessões, mas que eu preciso saber se ele sente alguma dor. Esse tratamento inicial permite que eu diagnostique os pontos de bloqueio dos canais de energia do corpo. Depois disso, administro cores às zonas de reflexo relacionadas com a queixa do paciente e às zonas que apresentaram dor. Se um bloqueio de energia tiver estado presente há algum tempo, a zona ligada a ele por vezes causa muita dor quando tocada. O uso da cor é uma maneira indolor de liberar o bloqueio sem causar mal-estar no paciente.

Há dois modos de administração de cores às zonas de reflexo. O primeiro é fazer que a cor flua através de nós e penetre no paciente. Como eu já disse, nosso corpo físico é o instrumento mais perfeito que possuímos. Se aprendermos a sensibilizá-lo da forma descrita em capítulos anteriores, será possível usá-lo como um canal pelo qual fluam as cores curativas do universo. Antes de o meu dia começar, sempre acendo uma vela e peço que eu possa ser usada como canal. Para mim, a chama da vela representa a luz de Cristo, mas ela pode simbolizar qualquer divindade ou caminho que a pessoa cultue ou siga. Quem trabalhar com a cor assim, com dedicação, não se surpreenderá se sentir uma cor diferente daquela que visualizou sendo canalizada por seu intermédio. Temos de nos lembrar de que as forças superiores sabem mais do que nós. Recordo-me de ter tratado de um paciente com um câncer num estágio bem avançado. Visualizei o verde e tentei canalizá-lo por meio das minhas mãos. Nada aconteceu. Senti um magenta escuro sendo canalizado por meio de mim. Observei essa ocorrência e perguntei por que o magenta e não o verde. Recebi a resposta algumas horas mais tarde quando peguei um livro sobre a cura em Atlântida. Nesse livro, perguntava-se a um dos anciãos se o vermelho era usado na cura. A resposta dada era que isso acontecia em alguns casos de câncer. O magenta escuro é muito próximo do vermelho. Quando tratar um paciente, sempre sintonize a sua intuição. Aprenda a ouvi-la e a confiar nela.

O segundo método de administração de cores é a Tocha de Cristal da Reflexologia, que já descrevi na introdução. Eu a inventei e a tenho usado há cerca de dois anos com excelentes resultados. Ela é ideal para quem tem dificuldade para visualizar e canalizar cores e para quem teve muito pouco treinamento no uso de cores.

Incluí no livro quadros que mostram as cores corretas a usar para várias moléstias. Eles não passam de diretrizes. Se a sua intuição lhe disser para usar uma cor diferente, faça-o, por favor. Seja qual for a terapia que estudamos, sempre temos de estabelecer uma base firme a partir da qual possamos evoluir. Uma vez que tenhamos essa base, teremos de crescer a partir dela por meio da exploração e do uso de nossas próprias idéias, algo que só vem com a experiência.

O conjunto de vidros coloridos que vem com a Tocha contém um disco branco. Ele é usado depois da administração de cada cor para limpar o cristal dessa cor. No final de cada tratamento, peço que todas as energias negativas do cristal e dos vidros coloridos sejam lançadas fora dizendo:

Que as energias que não são mais exigidas por
este cristal sejam lançadas fora.
Terra para a terra;
Água para a água;
Fogo para o fogo; e
Ar para o ar.

No final do dia, mergulho o cristal em água salgada durante seis horas para purificá-lo por inteiro.

A duração de tempo de canalização de uma cor através dos reflexos do pé é de mais ou menos 60 a 90 segundos para cada reflexo. Mas lembre-se de que cada pessoa é um indivíduo, podendo esse período ser diferente para algumas pessoas. Mais uma vez, aprenda a ouvir a sua intuição.

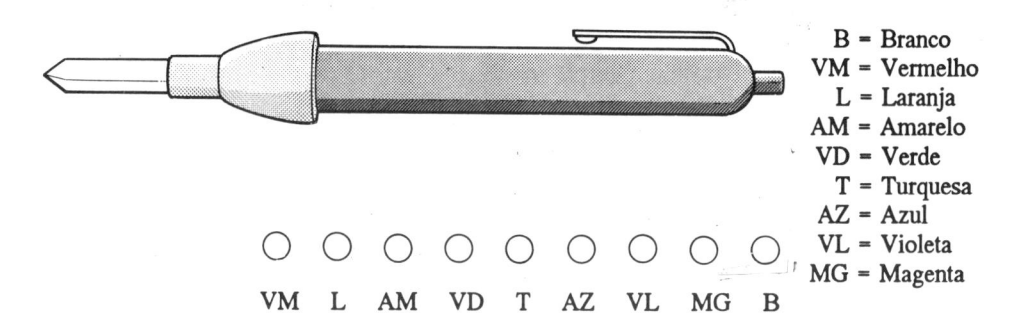

```
                                              B  = Branco
                                              VM = Vermelho
                                              L  = Laranja
                                              AM = Amarelo
                                              VD = Verde
                                              T  = Turquesa
                                              AZ = Azul
    O  O  O  O  O  O  O  O  O                 VL = Violeta
    VM  L  AM VD  T  AZ VL MG  B               MG = Magenta
```

Fig. 28. A tocha de cristal da reflexologia

No final de cada tratamento, use a Tocha para equilibrar os chacras no reflexo da espinha. Faça-o pondo os pés juntos e colocando a Tocha entre eles nos pontos correspondentes a cada chacra usando a cor apropriada.

Quando termino um tratamento, sempre pergunto ao paciente como ele se sente, que experiências teve e se deseja fazer alguma pergunta.

Os atributos de cada cor

Vermelho

O vermelho é a cor que tem o menor comprimento de onda. Ele está na extremidade quente do espectro e representa o fogo.

Tratamento reflexológico usando o vermelho

Reflexo	Queixa	Cor	Cor complementar
Pulmões	Pneumonia	Vermelho	Turquesa
Cólon	Constipação	Vermelho	Turquesa
Útero	Infertilidade	Vermelho	Turquesa
Chacra da Raiz	Desequilíbrio	Vermelho	–

O vermelho é o símbolo da vida, da força e da vitalidade. Na aura, um vermelho brilhante e claro denota generosidade, ambição e afeição. Um excesso de vermelho na aura significa fortes tendências físicas. O vermelho-escuro indica paixão profunda, amor, coragem, ódio, raiva, etc. Os matizes enfumaçados escuros de uma cor sempre são negativos. O marrom avermelhado mostra sensualidade e volúpia, e o vermelho enfumaçado, ambição e crueldade. O carmesim indica paixões e desejos baixos, e o escarlate, luxúria.

O vermelho é a cor dominante do chacra da raiz, cabendo a ele servir de ponto de ligação entre nós e este planeta. As crianças tendem a amá-lo porque, enquanto não chegarem à puberdade, não estão plenamente ligadas ao planeta.

Ronald Hunt, em seu livro *The Seven Keys to Colour Healing*, considera esse raio o grande energizador, o pai da vitalidade. Segundo Hunt, o vermelho decompõe os cristais do sal férrico em ferro e sal. Os corpúsculos vermelhos do sangue absorvem o ferro, e o sal é eliminado pelos rins e pela pele. Isso faz do vermelho uma boa cor com a qual tratar da anemia ou da deficiência de ferro.

O vermelho é um energizador e estimulante muito forte, e eu sinto que ele tem relação com a energia masculina. Por meio do seu efeito sobre a hemoglobina, ele aumenta a energia, eleva a temperatura corporal e melhora a circulação. É, pois, uma boa cor para usar nos casos de paralisia.

Dada a sua força estimulante e energizadora, o vermelho não é muito usado na terapia, em especial se há ansiedade ou distúrbios emocionais. A exceção é o seu uso no chacra da raiz, onde ele serve para remover bloqueios e devolver equilíbrio a esse centro de energia.

Usado com sua cor complementar, o turquesa, ele é benéfico nos casos de infecção. Ao estimular a circulação sangüínea, o vermelho lhe permite tratar mais adequadamente a infecção, enquanto o turquesa ajuda a reduzir eventuais inflamações. Na reflexologia, essas duas cores são usadas nas zonas de reflexo vinculadas com quaisquer partes do corpo em que haja inflamação.

Duas meditações com o vermelho

Antes de começar estas meditações, leia as instruções sobre meditação fornecidas à página 80.

Meditação 1

Quando o seu corpo estiver relaxado e à vontade, e a sua mente, imóvel e tranqüila, imagine que você está sentado no campo. É uma quente tarde de verão e o sol começa a se pôr. Enquanto ele vai mergulhando atrás do horizonte, o céu vai ficando repleto de cores. Ele fica colorido com todos os matizes e tons do vermelho, que gradualmente vão se tornando um rosa-claro. As cores são vívidas e dançam. Elas falam com você enquanto envolvem o seu corpo físico. Tente sentir como essa cor o afeta, nos planos físicos, mental e espiritual, ao ser absorvida pelo seu corpo. Mantenha-se com essa imagem pelo tempo que julgar bom para você.

Agora que o sol se pôs e a noite caiu, tudo está muito calmo e silencioso. Ouça esse silêncio e tente refletir sobre si mesmo e sobre as experiências por que passou durante esta meditação.

Quando estiver pronto, principie aos poucos a aumentar sua inalação e exalação, tomando consciência da sala em que está sentado. Quando julgar oportuno, abra os olhos e retorne plenamente à consciência terrestre.

Meditação 2

É uma fria noite de inverno, e o mundo está envolto no seu negro manto noturno. O céu está límpido e há geada no solo.

Enquanto se aproxima da porta da frente de sua casa, você olha para o límpido céu e percebe que ele está repleto de brilhantes jóias de luz sob um fundo índigo-escuro. Suas mãos e seus pés estão frios, embora protegidos com roupas quentes, e seu rosto, que é apenas visível por trás do seu espesso capote de inverno, está entorpecido.

Você abre a porta com alívio, entra em casa e retira suas roupas de sair. Dirigindo-se à sala de estar, você entra no brilho que é criado pela lareira que queima no canto do aposento. Ao sentar-se perto do fogo, você sente o calor penetrando no seu corpo enregelado. Olhando para o fogo, você observa as chamas a dançar e a criar uma fumaça que rodopia e gira no seu caminho rumo à lareira. As cores das chamas variam do vermelho mais escuro ao mais claro, a que se misturam o laranja, o branco e, por vezes, o azul.

Ao concentrar-se nessas chamas, você sente que elas o convidam a formar uma unidade com elas. Você aceita o convite e, quando o faz, elas permitem que você sinta a cor quente, profundamente energizante e capaz de estabelecer ligações do vermelho. Enquanto dança e brinca com elas, você toma consciência da presença de outros seres. Seriam as salamandras, os elementais responsáveis pelo fogo? Peça-lhes que se comuniquem com você e sente-se em silêncio, ouvindo intuitivamente o que elas lhe disserem.

Elas estão pedindo que você leve a chama com a qual você está tendo contato para o âmago do seu coração a fim de poder levá-la para o mundo, onde a humanidade poderá beneficiar-se do seu calor, da sua luz e do seu júbilo, transportando-a em especial aos lugares em que há trevas e vazio? Ouça com cuidado e responda da maneira que sentir que é mais correta.

Voltando dessa meditação e tomando consciência do corpo físico, leve a chama em que você se transformou para o seu coração, desde que considere correto fazê-lo. Leve-a mundo afora a fim de que os que estiverem prontos possam partilhar de suas experiências.

Laranja

O laranja é o símbolo da energia. Na aura, um brilhante laranja-claro denota saúde e vitalidade; um laranja-escuro, orgulho; um laranja embaçado cor de lama, um intelecto fraco. Um excesso de laranja na aura revela uma abundância de força dinâmica vital.

O laranja é a cor dominante do chacra do umbigo e está vinculado com os órgãos reprodutores femininos e com as glândulas supra-renais. Ele tem afinidade com a energia feminina, a energia da criação. É mais delicado do que a energia dinâmica e masculina do vermelho, mas é complementar deste. Em conseqüência, essas duas cores devem ser trabalhadas em equilíbrio e harmonia. O laranja é a cor do júbilo e da dança.

Essa cor também está associada com o chacra esplênico. É por meio desse chacra que o prana ou energia elétrica é absorvido, decomposto nas diversas cores do espectro e distribuído para os chacras mais relevantes. O laranja é, portanto, uma boa cor a usar para os casos de fadiga e de exaustão.

O raio laranja é usado no tratamento de pedras nos rins e na vesícula biliar. Com freqüência, essas pedras são criadas pela nossa própria amargura e ressentimento com relação a outras pessoas ou à vida em geral. O laranja tem se mostrado benéfico em casos de bronquite crônica e, com um tratamento regular, pode eliminar a formação de catarro e a tosse que acompanha essa moléstia. O laranja tem um efeito antiespasmódico, devendo portanto ser usado para espasmos e cólicas.

Tratamento reflexológico usando o laranja

Reflexo	Queixa	Cor	Cor complementar
Cabeça	Calafrios na cabeça	Laranja	Azul
Tireóide	Hipoatividade	Laranja	Azul
Vesícula biliar	Pedras	Laranja	Azul
Rins	Pedras	Laranja	Azul
Intestino delgado	Tratamento geral	Laranja	Azul
Ovários	Cistos benignos	Laranja	Azul
Útero	Prolapso	Laranja	Azul
Próstata	Tratamento geral	Laranja	Azul
Chacra do umbigo	Desequilíbrio	Laranja	–

Meditação com o laranja

Prepare-se para a meditação seguindo as instruções dadas à pagina 80.

Para esta meditação você vai precisar de uma vasilha contendo cinco ou seis laranjas e uma faca.

Sente-se num lugar em que você possa ver com clareza as laranjas e comece sua meditação olhando para elas. Observe como elas estão colocadas na vasilha. Elas têm o mesmo tamanho? A cor é uniforme ou varia? Emanam algum aroma? A textura é a mesma em todas as laranjas ou varia?

Depois de contemplar a vasilha de laranjas por uns dez minutos, pegue uma delas. Procure com cuidado quaisquer variações na cor ou na textura da casca. Corte-a e compare a diferença de cor entre os gomos e a casca. Ponha uma metade da laranja na palma da mão esquerda e coloque a palma da mão direita a mais ou menos duas polegadas (dez centímetros) acima dela. Feche os olhos e tente sentir a vibração dessa cor por meio do chacra da palma da mão direita. Aspire o aroma e veja se ele lhe traz lembranças de eventos passados que você possa ter esquecido. Observe lembranças ou quadros que possam vir à sua mente. Quando sentir que vivenciou tudo o que pôde, ponha a laranja de volta na vasilha.

Sente-se calmamente e tente entrar em sintonia com o seu corpo.

Procure sentir o chacra do umbigo, que está situado logo abaixo do umbigo. Comece suavemente a respirar o laranja, trazendo-o da terra e levando-o para esse centro. Ao exalar, deixe que a cor laranja se irradie até a sua aura. Sinta que está ficando energizado e cheio de júbilo. Deixe que eventuais depressões que o possam estar afetando se dissolvam.

Quando estiver pronto, encerre essa meditação aumentando gradualmente a inalação e exalação e sentindo que está voltando à consciência do dia-a-dia.

Amarelo

O amarelo é o símbolo da mente e do intelecto, sendo a cor dominante do chacra solar. Esse centro de energia controla o sistema digestivo e ajuda a purificar o corpo por meio da sua ação eliminadora no fígado e nos intestinos.

Na aura, o amarelo-ouro denota altas qualidades anímicas; o amarelo-claro, grande força intelectual; o amarelo desbotado escuro, ciúme e suspeita; e o amarelo sombrio, sem vida, falso otimismo. Um excesso de amarelo na aura mostra grande força mental.

Os raios amarelos transmitem correntes magnéticas positivas que inspiram e estimulam. Eles fortalecem os nervos e promovem a mentalidade superior. Essa é a cor que ativa os nervos motores do corpo físico, podendo portanto gerar energia nos músculos. As partes do corpo a que falta a energia dessa cor podem manifestar uma paralisia parcial ou completa. Por conseguinte, o amarelo é uma cor usada para tratar essas condições.

O amarelo trabalha com a pele melhorando-lhe a textura, bem como limpando e curando cicatrizes e outros distúrbios como o eczema. Por ajudar a decompor os depósitos de cálcio que se formam nas juntas, é usado para todas as condições reumáticas e artríticas.

O amarelo é a cor do desapego, mas, se usado em excesso, pode isolar demasiadamente a pessoa.

Tratamento reflexológico usando o amarelo

Reflexo	Queixa	Cor	Cor complementar
Espinha	Paralisia	Amarelo	Violeta
Paratireóides	Osteoporose	Amarelo	Violeta
Ombros	Ombro paralisado	Amarelo	Violeta
Fígado	Icterícia	Amarelo	Violeta
De desintoxicação	Tratamento geral	Amarelo	Violeta
Estômago	Indigestão	Amarelo	Violeta
Pâncreas	Diabetes	Amarelo	Violeta
Rins	Impureza	Amarelo	Violeta
Região sacro-ilíaca	Artrite	Amarelo	Violeta
Ânus	Hemorróidas	Amarelo	Violeta

Duas meditações com o amarelo

Antes de começar estas meditações, leia as instruções dadas à página 80.

Meditação 1

É um tépido dia de verão e você está deitado numa praia de areias douradas numa pequena angra. Você está sozinho. Os únicos sons audíveis são as ondas do mar arrebentando na praia e o grito das gaivotas no céu. Enquanto você jaz na areia banhada pelo calor do sol, uma brisa suave brinca na superfície do seu corpo. Em volta da angra há promontórios acinzentados cobertos de verdes plantas que saem de suas fendas. O céu acima é um azul pálido e tem tênues nuvens navegando por ele com a brisa. A atmosfera está cheia de paz e de tranqüilidade.

Fechando os olhos e liberando quaisquer pensamentos da mente, concentre-se no corpo físico. Sinta-o circundado pelos raios amarelo-ouro que emanam da areia e do sol.

Vá se sentindo lentamente apartado do mundo e de seus problemas. Nesse estado, você tem condições de considerar objetivamente quaisquer problemas pessoais para os quais esteja buscando uma solução. Você pode considerar com amor a família e os amigos e se dar conta de que o que fazem é certo para eles e de que, por meio de suas atividades, eles estão aprendendo, se desenvolvendo e evoluindo. Você compreende que não os pode possuir nem julgar, o mesmo ocorrendo com qualquer pessoa com quem você entre em contato. Deitado em quietude, peça para ver a solução correta para eventuais problemas seus ou, se chegou a uma encruzilhada na vida, o caminho correto a seguir. Às vezes, é-nos mostrado um caminho difícil e inóspito, cheio de empecilhos e decisões penosas. Recebemos o livre-arbítrio e podemos preferir um caminho mais fácil ao que nos é mostrado. Se o fizermos, eventualmente depararemos outra vez com o caminho original, já que é apenas seguindo essa estrada que teremos condições de evoluir.

Ponha a palma das mãos sobre a areia. Sinta os tênues grãos passando pelos seus dedos. Por meio dos chacras da palma das mãos, tente sentir a vibração do amarelo. Agora, visualize uma coluna de pura luz amarela entrando pela sola dos seus pés e alcançando o seu plexo solar. Veja essa parte do corpo tornar-se um vívido disco dourado de luz. Enquanto exalar, permita que essa cor se irradie para a sua aura.

Quando estiver pronto, comece a aumentar a atividade respiratória, voltando aos poucos à consciência corriqueira. Feche os seus chacras de acordo com a descrição das páginas 80 e 81.

Meditação 2

Visualize um girassol crescendo num jardim. Em sua visualização, observe detalhadamente a flor, o seu tamanho e o número de pétalas que tem. Olhe dentro das pétalas, para o centro onde se situam os estames dourados.

Sentado calmamente, leve essa flor amarelo-ouro até o seu plexo solar. Permita que as suas pétalas se tornem raios de luz translúcida que penetram os órgãos e músculos situados nessa parte do seu corpo. A partir do centro da flor, observe uma coluna de raios de luz amarela se dirigir para a sua aura.

Em silêncio, tente experimentar a maneira pela qual essa cor o afeta em termos mentais, físicos e espirituais. Na sua visualização, conduza essa cor a qualquer outra parte do corpo onde você ache que ela será benéfica.

Quando estiver pronto, comece a aumentar a inalação e a exalação. Tome consciência da sala ou lugar em que estiver sentado. Agora abra os olhos.

Verde

O verde é a cor média do espectro, aquela que não está do lado quente nem do lado frio. É a cor do equilíbrio, da harmonia e da simpatia, e é dominante no chacra do coração.

Na aura, os verdes-claros e brilhantes simbolizam boas qualidades; verdes leves, prosperidade e sucesso; o verde médio, adaptabilidade e versatilidade, o verde-claro, simpatia; o verde-escuro, engano, e o verde-oliva, traição e dupla natureza. Um excesso de verde na aura denota individualismo e independência.

O verde tem propriedades anti-sépticas que permitem que ele seja usado para combater infecções. Ele pode desintoxicar o corpo e equilibrar as energias positivas e negativas. Ele também equilibra o corpo, a mente e o espírito. Quando esses três aspectos da pessoa são equilibrados, é criada a integralidade.

Experimentos realizados por um tal de dr. Kelly nos Estados Unidos demonstraram que a luz verde destrói a estrutura celular embrionária. O dr. Kelly sugeriu que um câncer ou célula maligna tem uma estrutura bastante semelhante à da célula embrionária, mas enquanto esta segue um padrão para criar um corpo físico para uma alma encarnar, a célula cancerosa não tem esse padrão e por isso cria tumores indesejados no corpo. À luz desse conhecimento, o verde, com sua cor complementar, o magenta, é usado para tratar tumores malignos.

Tratamento reflexológico usando o verde

Reflexo	Queixa	Cor	Cor complementar
Pituitária	Tumores	Verde	Magenta
Pulmões	Câncer	Verde	Magenta
Chacra da garganta	Purificar o corpo etérico	Verde	Magenta
Estômago	Câncer	Verde	Magenta
Rins	Mefroma	Verde	Magenta
Cólon	Câncer	Verde	Magenta
Útero	Câncer	Verde	Magenta
Mamas	Câncer	Verde	Magenta
Espinha	Desordens das costas	Verde	Magenta

Quando se tratam casos de câncer, é sempre aconselhável trabalhar com um médico. Obviamente, como o verde destrói a estrutura celular do embrião, mulheres grávidas não devem ser submetidas a ele.

O verde purifica o corpo etérico quando administrado ao chacra da garganta. Sendo a cor dominante do chacra do coração, ele também pode ser usado para tratar alguns distúrbios cardíacos. Se o distúrbio tiver origem emocional, deve-se usar o rosa-claro e o violeta-claro em vez do verde.

Meditação com o verde

Antes de começar esta meditação, leia as instruções dadas à pagina 80.

Depois de relaxar e deixar o corpo em posição bem confortável, imagine que está caminhando por uma floresta. A trilha que você percorre está coberta por um tapete de folhas e galhos caídos em vários estágios de decomposição. As raízes das árvores que se projetam acima da terra criam um desenho intricado. As árvores se elevam majestosamente acima de você, estendendo os ramos na direção da luz do céu. O ar parece úmido devido à falta prolongada de luz solar, e o único ruído audível é o som dos galhos partidos e das folhas amassadas que entram em contato com os seus pés enquanto você caminha. Tudo o mais está em silêncio. Elevando os olhos para o céu, você pode ver de que modo os ramos e folhas se entrelaçam, formando e criando arcos por toda a floresta. Os intricados desenhos só permitem a passagem de feixes muito tênues de luz.

Encontrando um lugar seco sob uma dessas árvores, sente-se com as costas contra a árvore, aspirando a atmosfera e o silêncio. Fale com a árvore e peça-lhe que partilhe a sua energia com você. Sinta essa energia entrar no seu corpo, percorrer a sua espinha e energizar seus nervos, órgãos e células. Agradeça à árvore.

Deite-se sob a árvore e olhe os seus galhos. Eles estão cheios de folhas que exibem os vários matizes do verde. Nos pontos em que a luz se filtra, as folhas assumem uma cor mais leve do que as que se encontram à sombra. Tente perceber e sentir com o corpo os vários tons dessa cor. Tome nota de suas experiências e tente determinar com que matiz do verde você tem mais afinidade.

Ao inalar, visualize um feixe dessa cor penetrando-lhe horizontalmente o chacra do coração, removendo quaisquer bloqueios que possam estar presentes. Ao exalar, permita que a cor se irradie até a sua aura. Tente perceber essa cor equilibrando as energias positivas e negativas do seu corpo, bem como harmonizando seu corpo, mente e espírito.

Agora respire essa cor no seu chacra do coração. Visualize-a liberando de toxinas ou bloqueios os canais de energia no corpo etérico.

Quando se sentir pronto, relaxe por um período de cinco a dez minutos, observando quaisquer mudanças que possam ter ocorrido em você.

Comece a acelerar sua inalação e exalação e encerre esta meditação nos termos da descrição da página 81.

Turquesa

O turquesa é a última cor que aparece a partir da metade azul do espectro. É uma cor que não costuma ser associada com os sete chacras principais.

No ensinamento esotérico oriental, o chacra do coração, que irradia o verde, sempre está ligado ao timo. Trata-se de uma glândula que, de acordo com a profissão médica, se atrofia depois da puberdade. Antes disso, o timo funciona como parte do sistema imunológico. Ele tem o seu próprio chacra menor, que é um dos vinte e um chacras menores que existem no corpo físico. Mediante a prática da ioga e da meditação, percebi que, no momento em que entramos na Era de Aquário, esse chacra menor está se ampliando, tornando-se o oitavo chacra maior. Sinto que é esse o chacra responsável por nos elevar ao nível superior de consciência da Nova Era. Não somos apenas nós, seres humanos, que teremos de consegui-lo, mas o planeta como um todo. Podemos tanto ajudar a terra nessa tarefa como deixar que ela seja destruída.

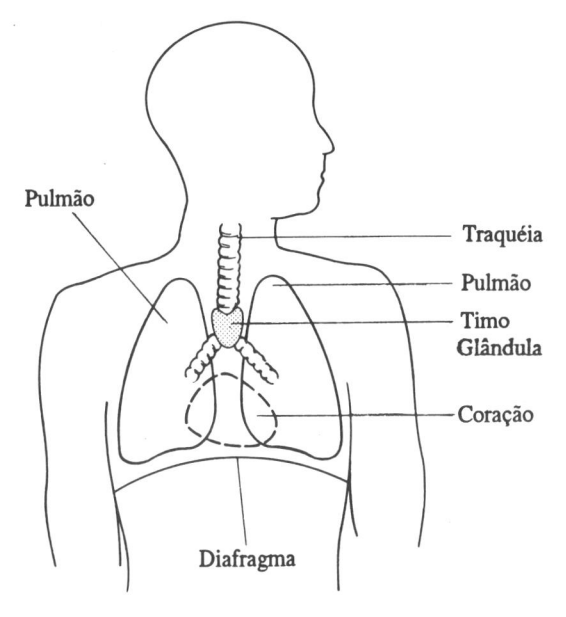

Fig. 29. A posição do timo

Quando o chacra do timo começa a se abrir e a se expandir, ele compreende os chacras do coração e da garganta, bem como muitos dos centros menores localizados na garganta, no peito, nos ombros e nas mãos. Creio que quem alcançou esse nível de desenvolvimento tem a responsabilidade de tentar ajudar os semelhantes que ainda não compreendem a evoluir também para a Nova Era.

Estando associado com o chacra do timo, o turquesa é uma cor que trabalha com o sistema imunológico e é usado para ativá-lo. Ele pode ser uma boa cor para pessoas que sofrem de AIDS, ajudando a prolongar-lhes a vida ao fortalecer o sistema imunológico que o vírus da AIDS destrói. O turquesa também pode ser usado onde houver inflamação. Para isso, ele é particularmente benéfico quando empregado com a sua cor complementar, o vermelho. Este leva um maior suprimento de sangue para a área da inflamação, destruindo quaisquer bactérias presentes, enquanto o turquesa ajuda a combater e a acabar com a inflamação. Se uma pessoa estiver sofrendo de uma infecção bacterial ou virótica, ou tiver acabado de se recuperar de uma, os reflexos devem ser tratados com essa cor.

Tratamento reflexológico usando o turquesa

Reflexo	Queixa	Cor	Cor complementar
Sinus	Resfriados, catarro e sinusite	Turquesa	Vermelho
Garganta	Inflamações na garganta	Turquesa	Vermelho
Ouvido	Infecções	Turquesa	Vermelho
Rins	Nefrite	Turquesa	Vermelho
Bexiga	Cistite	Turquesa	Vermelho
Sistema linfático	Tratamento geral	Turquesa	Vermelho

Meditação com o turquesa

Prepare-se para a meditação seguindo as instruções dadas à página 80.

Na sua imaginação, vá para um lugar em que você esteja cercado de montanhas, com os picos se elevando bem alto na direção do céu. No cume da maior montanha dessa cadeia há neve, que, devido ao clima frio dessa altitude, aí se mantém por todo o ano. A brancura da neve brilha e parece radiante à luz do sol.

Encontrando uma trilha delicada e ondulante, comece a percorrê-la, subindo essas montanhas. A paisagem que você vê muda do cinza rochoso de aparência áspera para a terra delicadamente inclinada coberta de grama e de plantas das montanhas. Nessa relva verde, carneiros pastam.

Caminhando, você ouve o som de água e vê, à sua direita, uma pequena queda d'água cascateando rochas abaixo. No ponto em que o sol atinge a água, surgem arco-íris que criam faixas vívidas e ondulantes de cor. Continuando a passar pela queda d'água, você percebe num dos lados da montanha o que parece ser uma entrada. Investigando, você se vê diante da entrada de uma caverna. Você entra.

A princípio, o local parece muito escuro e sem ar. Quando seus olhos se acostumam com a escuridão, você se vê cercado por estalagmites e estalactites. Contudo, ao olhar para o chão da caverna, você descobre que ele está coberto de pedras de cor turquesa de todas as formas e dimensões.

Encontrando um apoio na pedra, sente-se e pegue algumas dessas peças de cor turquesa. Observe-lhes a cor e veja se há variações. Coloque uma pedra na palma da mão esquerda e ponha a palma da mão direita uma polegada e meia (mais ou menos quatro centímetros) acima dela. Tente sentir as vibrações ou sensações que ela transmite. Agora ponha essa pedra sobre qualquer parte do seu corpo físico onde ache que ela possa ser benéfica. Sinta a sua vibração devolvendo-lhe a harmonia e o equilíbrio. Sinta-se fortalecendo e energizando o seu sistema imunológico. Por fim, posicione-a em cima do timo. Concentre-se nessa glândula e visualize seu pedaço de turquesa ativando o chacra que existe ali.

Sente-se bem calmamente. Visualize a si mesmo cercado pelas energias emitidas pelas pedras que se acham no solo. Sinta a energia delas entrando-lhe pelo corpo através dos chacras da sola dos pés. Reflita sobre quaisquer mudanças que possam ocorrer em você em termos físicos, mentais e emocionais.

Quando estiver pronto, termine essa meditação aumentando delicadamente sua inalação e exalação, fechando os seus chacras e voltando à consciência de todos os dias.

Azul

O azul é a cor dominante do chacra da garganta e está localizado na extremidade fria do espectro. Ele simboliza a inspiração, a devoção, a paz e a tranqüilidade. Isso faz dele uma cor excelente para ser usada na meditação e em locais de cura.

Na aura, um azul profundo claro revela o sentimento religioso puro; um azul pálido etéreo, a devoção a um ideal nobre; e o azul brilhante, lealdade e sinceridade. Um excesso de azul na aura representa uma natureza artística e harmoniosa e a compreensão espiritual.

Essa cor pode ser usada como proteção. Para fazê-lo, visualize a si mesmo usando uma longa capa azul que lhe chega aos pés, dotada de um capuz com o qual você cobre a cabeça. Feche a capa com seu zíper de fora a fora. Ao fazê-lo, você estará se protegendo de qualquer influência ou energias negativas exteriores. Você só permitirá a entrada daquilo que quiser.

No Novo Testamento, a Virgem Maria é descrita usando um manto azul. Muitos dos mestres, aqueles que alcançaram um estado de iluminação espiritual, têm interpretado isso como uma abundância de azul na sua aura, denotando espiritualidade, devoção e proteção.

Tratamento reflexológico usando o azul

Reflexo	Queixa	Cor	Cor complementar
Espinha	Danos e dor	Azul	Laranja
Cabeça	Epilepsia	Azul	Laranja
Sinus	Reduzir a dor	Azul	Laranja
Pescoço	Torcicolo	Azul	Laranja

Olhos	Distúrbios oculares, glaucoma	Azul	Laranja
Tireóide	Bócio	Azul	Laranja
Pulmões	Asma e pleurisia	Azul	Laranja
Coração	Taquicardia	Azul	Laranja
Ombro	Paralisia	Azul	Laranja
Plexo solar	Tensão, estresse	Azul	Laranja
Fígado	Hepatite e icterícia	Azul	Laranja
Estômago	Úlcera	Azul	Laranja
Válvula ileocecal	Prisão de ventre	Azul	Laranja
Cólon	Diarréia	Azul	Laranja
Ciático	Dor ciática	Azul	Laranja
Ovários	Durante a gravidez	Azul	Laranja
Útero	Durante a gravidez	Azul	Laranja
Mama	Mastite	Azul	Laranja
Próstata	Inchada	Azul	Laranja

Ao contrário do vermelho, o azul é uma cor que desacelera e expande. Uma sala pintada com essa cor parecerá muito maior. Ela é usada para tratar a tensão, o medo, palpitações e insônia. Uma pessoa que sofre de insônia pode ajudar a si mesma dormindo em lençóis azuis com roupas de noite brancas ou azuis. Uma lâmpada azul fraca também pode ser usada, se necessário, a noite inteira.

O azul reduz a inflamação e pode ser administrado aos reflexos relevantes das mãos ou dos pés. Por ser a cor dominante do chacra da garganta, ele é usado com freqüência para problemas que acometem essa área; por exemplo, laringite, inflamação da garganta, amigdalite e bócio.

Quando administrado com a sua cor complementar, o laranja, o azul produz um estado de júbilo tranqüilo.

Meditação com o azul

Prepare-se para a meditação seguindo as instruções dadas à página 80.

É um dia claro e agradavelmente tépido de primavera, e você está andando num chão cheio de jacintos. Encontrando um tronco de árvore caído, sente-se e observe esse espetáculo cromático e esplendoroso. Atentando para essas flores, perceba quão prodigiosa e intricadamente elas são feitas. Os tênues sinos de sua corola têm a sua própria individualidade em termos de cor e de forma.

Fechando os olhos e visualizando uma dessas flores, você vê que a forma de sino da flor começa a se expandir até envolvê-lo por inteiro, deixando-o sentado no seu interior. Os estames proporcionam um travesseiro onde descansar a cabeça. Deite-se de costas e sinta a suavidade das pétalas envolvendo-o como um doce manto. Os raios azuis que delas emanam brincam com o seu corpo, tirando a tensão dos seus músculos e órgãos. Sua respiração se aprofunda enquanto o seu corpo relaxa. Enquanto inala, você respira essa cor para dentro do seu corpo por todos os poros. Se houver alguma dor ou inflamação, visualize essa cor envolvendo a parte afetada, proporcionando descontração e cura.

Você começa a ter uma profunda sensação de paz e de tranqüilidade. Você perde a sensação do tempo e do lugar e principia a tornar-se parte da paz que está à sua volta. Seu corpo físico se funde nessa atmosfera de tranqüilidade, e surge em você a sensação do seu Eu superior. Você se torna consciente de que ele o convida a pôr à sua frente quaisquer problemas ou preocupações que você possa ter. Sentado em silêncio e fazendo isso, você sabe intuitivamente que, quando for a hora, as respostas a esses problemas serão dadas. Às vezes isso acontece por meio de um amigo ou de um livro que você esteja lendo; outras vezes vem por meio da sua própria intuição. Temos de aprender a esperar e a confiar.

Ao final do seu período de silêncio, sinta-se sendo tomado pela paz e pela tranqüilidade que ultrapassam toda a compreensão do homem. Enquanto você começa a acelerar sua respiração, a flor do jacinto começa a encolher e você toma consciência do seu corpo sentado no lugar que escolheu para a meditação. Voltando à consciência da terra, encerre esta meditação fechando os seus centros de percepção superior.

Violeta

O violeta é a cor da espiritualidade, do respeito próprio e da dignidade, uma cor freqüentemente necessária a pessoas que não têm respeito pelos próprios pensamentos, pelos próprios sentimentos ou pelo próprio corpo físico; pessoas que podem amar outras mas não conseguem amar a si mesmas. Quando sinto isso num paciente, digo-lhe que, tão logo acordar pela manhã e antes de deitar à noite, olhe-se no espelho e diga à imagem que vê o quanto a ama. Os pacientes costumam rir desse conselho. Eles se sentem ridículos quando começam a praticar isso, mas se surpreendem com o grau de eficácia que isso pode ter.

O violeta é a cor ligada à introvisão e ao Eu superior; é uma cor inspiracional. Muitos músicos, poetas e pintores afirmaram que seus momentos de maior inspiração surgiam quando eles estavam cercados pelo raio violeta.

O violeta é a cor dominante do chacra da coroa. Na aura, um roxo profundo denota alta realização espiritual e amor sagrado, proclamando a divina radiância; um lilás pálido denota consciência cósmica e amor pela humanidade; um roxo azulado, idealismo transcendente.

Trata-se de uma cor benéfica para o tratamento de distúrbios psicológicos como a esquizofrenia e a depressão maníaca. Ela também ajuda em casos de ciática, de moléstias do couro cabeludo e de todos os distúrbios vinculados ao sistema nervoso.

Tratamento reflexológico usando o violeta

Reflexo	Queixa	Cor	Cor complementar
Cabeça	Distúrbios do couro cabeludo Calvície Dor Nevrálgica	Violeta	Amarelo
Olhos	Catarata	Violeta	Amarelo
Ciático	Ciática	Violeta	Amarelo
Espinha	Meningite espinhal	Violeta	Amarelo

Meditação com o violeta

Prepare-se para a meditação seguindo as instruções dadas à página 80.

É um quente e ensolarado dia de outono. Você está do lado de fora de uma pequena igreja no campo. Ela está cercada por pastagem onde passeiam animais. As folhas das árvores assumiram suas cores outonais – amarelo, laranja, vermelho e marrom. Algumas delas já caíram, criando sobre a terra um rico tapete de cores variadas. Pássaros cantam nas árvores, e chega até você o ruído distante da passagem de pessoas.

Dirija-se à porta da igreja. Abra-a e entre. Aí, o ar parece mofado e frio em comparação com o calor do sol lá fora. De pé e bem atento, você percebe a atmosfera imóvel e silente. Deixe que essa atmosfera penetre em cada célula do seu ser, desacelerando a sua respiração e dando-lhe uma sensação de paz e de relaxamento.

Quando seus olhos se acostumam com a relativa escuridão do local, você se apercebe da existência das estátuas de anjos e santos espalhados pela igreja. No canto esquerdo, a distância, está uma imagem da Virgem Maria carregando o Menino Jesus. Olhe para a nave, na direção do santuário, e você vai ver o altar adornado com toalhas de linho branco com bainhas ornadas de renda. Sobre ele está um crucifixo e seis velas. Uma pequena luz arde acima dele. A igreja está cercada por belos vitrais que descrevem eventos da vida de Cristo. Quando o sol brilha através dessas janelas, feixes de pura luz violeta inundam a igreja.

Dirija-se a um dos bancos e sente-se sob esses feixes de luz violeta. Feche os olhos e sinta-se imerso nessa cor. Sinta a sua aura e cada célula do seu corpo absorvendo essa vibração. Isso lhe dá a sensação de dignidade e de respeito próprio que cada um de nós merece como ser humano; dignidade e respeito pelos nossos sentimentos, pensamentos e pelo nosso corpo. Com essas sensações, você é levado a um nível superior de consciência onde lhe é permitido vislumbrar o seu verdadeiro eu, aquela parte de você que não tem princípio nem fim. É-lhe revelado que esse é o verdadeiro você e o fato de o seu corpo físico ser o instrumento sagrado em que você vive no plano terreno. Você começa a ver que belo instrumento é o corpo físico, capaz de autocura quando recebe as condições necessárias. Também lhe é dito que toda vida humana é sagrada e que, como agente de cura, você tem de respeitar isso e permitir que o seu próprio instrumento seja usado como canal do fluxo de cura do universo. Sente-se por algum tempo e reflita sobre esses pensamentos.

Quando se sentir pronto, comece a aumentar a inalação e a exalação, unindo-se com o seu corpo físico. Termine esta meditação da maneira costumeira.

Magenta

Acima do chacra da coroa há três chacras superiores. Eles podem ser sentidos através da meditação profunda.

O primeiro deles irradia uma luz magenta pálida; o segundo, a luz branca da consciência de Deus; e o terceiro, a treva sagrada a partir da qual todas as coisas se tornam manifestas.

O magenta é a cor do desapego. Para vivenciar esses três chacras superiores, temos em primeiro lugar de desistir dos nossos pensamentos e emoções. Só então seremos capazes de nos elevar, em termos de consciência, ao magenta que está acima do chacra da coroa. Ali, teremos de abandonar o nosso corpo físico para fazer a nossa consciência ascender até a luz branca da consciência de Deus e, em seguida, à treva sagrada.

Tratamento reflexológico usando o magenta

Reflexo	Queixa	Cor	Cor complementar
Olhos	Deslocamento da retina	Magenta	Verde
Ouvidos	Zumbidos	Magenta	Verde
Pulmões	Câncer	Magenta	Verde
Coração	Trombose Coração partido (emocional)	Magenta	Verde
Útero	Tumor	Magenta	Verde
Mama	Cistos	Magenta	Verde
Testículos	Tumor maligno	Magenta	Verde

No plano mental físico, o magenta nos permite o desapego de idéias e de padrões de pensamento que já não nos servem. Se nos apegarmos a idéias e ao condicionamento que têm origem na nossa infância ou adolescência, nós nos tornaremos intransigentes e por demais rígidos, o que nos impede de crescer e evoluir. Abandonar as coisas é muitas vezes difícil, visto envolver mudança, o que pode causar insegurança e incerteza. Se formos capazes de encarar essas mudanças como um desafio, elas nos permitirão avançar.

Quando nos desapegamos e nos deixamos levar pelas energias da vida, deixamos de ter uma rotina ou padrão determinados. Isso pode ser um grande distúrbio para a nossa personalidade mas, para o nosso espírito, é uma bênção, pois permite que você avance sem empecilhos na direção da visão que teve antes de encarnar no corpo físico. Uma vez que entramos num corpo físico, a visão se perde para os nossos sentidos normais, mas o espírito se lembra e vai buscá-la a qualquer custo.

No nível emocional, o magenta significa o abandono de sentimentos que não têm mais relevância. Talvez ainda estejamos vivendo um relacionamento que terminou ou uma situação que passou. Para evoluir e aprender com a nossa situação presente, temos de nos desapegar emocionalmente do passado, o que, mais uma vez, não é fácil.

No nível físico, ele significa deixar de lado uma atividade física que já não é correta para nós. Pode ser um esporte ou alguma outra atividade de que participamos.

Quando se torna um rosa bem pálido, o magenta passa a ser a cor do amor espiritual. Se uma pessoa estiver sofrendo de "coração partido", essa cor pode ser aplicada ao chacra do coração para curar e substituir o vazio freqüentemente manifestado pelo amor espiritual. Quando estou tratando uma pessoa que sofre pela perda de um ente querido ou pelo fim de uma relação, digo-lhe que plantei uma rosa bem pálida, ainda em botão, no seu chacra do coração. Digo-lhe para aguar a rosa todos os dias por meio da concentração e da meditação até que ela se abra por inteiro.

A cor complementar do magenta é o verde, usado para combater formações malignas. Como já expliquei, há momentos em que o magenta é canalizado para casos de câncer. Se isso acontecer, faça essa cor ser seguida pelo verde complementar. Lembre-se de que todos nós somos indivíduos e temos de ser tratados como tais. Se me for permitido, sugiro que, se você, leitor, preferir trabalhar com a reflexologia e a cor, aprenda também a sintonizar o seu Eu superior para que a cor correta seja canalizada. Lembre-se sempre de que nenhum de nós é agente de cura, mas apenas canais pelos quais a cor e o poder de cura do universo podem fluir.

Meditação com o magenta

Prepare-se para a meditação seguindo as instruções dadas à página 80.

Visualize diante do seu olho interior um círculo dourado. Dentro desse círculo está uma bela magnólia plenamente aberta. Suas pétalas são de um branco sulcado de estrias de cor magenta. Essas estrias são bem estreitas na base da pétala e se ampliam aos poucos até se unirem na parte superior da flor, circundando-a de uma faixa de luz magenta pálida.

Enquanto se concentra nessa flor, visualize-a tornando-se maior até que as suas pétalas o envolvam e você se sente no seu centro.

Sente-se imóvel por um momento e tente sentir a suavidade das pétalas que estão ao seu redor. Dê-se conta do delicado brilho da luz magenta que emana dessa flor e é absorvida por todas as células do seu corpo físico. Sentado nessa cor, livre-se de quaisquer tensões ou dores, de quaisquer problemas emocionais ou mentais que o possam estar perturbando. Abandone tudo aquilo que sentir que já não lhe serve. Pode ser um relacionamento, um condicionamento ou um velho hábito. Só deixando essas coisas, por mais doloroso que seja, é que poderemos crescer e evoluir. Se estiver numa encruzilhada da vida, desapegue-se dela. Fazendo isso, com freqüência vemos com mais clareza o caminho que se espera que sigamos.

Tendo deixado de lado todas as coisas de que você não tem mais necessidade, olhe para a parte superior da flor. Veja como o magenta brilha no topo das pétalas e se eleva até a luz branca da consciência de Deus, a luz branca que adveio da treva sagrada e na qual estão contidas todas as coisas. Deixe-se atrair delicadamente para dentro dessa luz e absorva ali a paz, a compreensão e a realidade que ela pode dar.

Passado um momento, há em suas mãos uma vela acesa cuja chama representa tudo quanto a luz branca lhe revelou. Tome da chama e posicione-a no seu chacra do coração, onde ela vai arder como um símbolo da centelha divina que habita em cada um de nós.

Feito isso, comece lentamente a voltar à consciência terrena descendo da luz branca para o magenta. Deixe que as pétalas da flor diminuam até que você volte a sentar fora dela e ela volte a ser uma imagem diante do seu olhar interior. Acelere a respiração e comece a perceber o seu corpo físico. Quando se sentir pronto, abra os olhos e volte de todo ao cotidiano. Feche os seus centros de percepção superior do modo costumeiro.

Meditação com o rosa pálido

Prepare-se para a meditação seguindo as instruções dadas à página 80.

Dirija a concentração para o chacra do coração. Visualize-o como uma pequena câmara na qual você está prestes a entrar.

No interior dela, você encontra, desenvolvendo-se, uma rosa cor-de-rosa claro ainda em botão. Vá até esse botão e ponha as mãos ao redor dele, permitindo que o calor e o amor do seu Eu superior fluam pelas suas mãos e penetrem na flor.

Observe-a enquanto ela começa a se abrir lentamente, revelando-lhe a delicadeza com que cada pétala é feita, a sutil variação da cor, que vai do rosa-claro a um rosa profundo encarnado nas extremidades exteriores e na base de cada pétala.

Contemplando essa flor, você a sente irradiando até você uma sensação de profundo amor espiritual, o amor que é permanente e imutável. Esse amor principia a preencher o seu chacra do coração e a remover qualquer vazio que você possa estar sentindo no seu íntimo. Cada um dos aspectos do seu ser é tocado por esses raios de amor. Sente-se por um instante em silêncio e reflita acerca disso.

Quando estiver pronto, inicie delicadamente o aumento da sua inalação e exalação e una-se ao seu corpo físico. Olhe para dentro do seu chacra do coração e veja essa flor, plenamente aberta, ainda irradiando o seu amor para você. Lembre-se de cuidar dela a cada dia na sua meditação.

Diretrizes cromáticas para a reflexologia

Reflexo	Cor	Queixa	Cor do chacra							Cor geral
			Raiz	Umbigo	Solar	Coração	Garganta	Frontal	Coroa	
Espinha	Amarelo	Paralisia	VM	L	AM	VD	VD	IN	AM	Ouro
	Violeta	Meningite espinal	VM	L	AM	VD	AZ	VL	VL	
	Azul	Danos ou dores	VM	AZ	AZ	VL	AZ	OU	OU	
Cabeça	Azul	Epilepsia	VM	L	AZ	VD	AZ	AZ	AZ	Azul
	Azul	Dores de cabeça, dor nevrálgica e insônia	VM	L	AZ	RP	AZ	AZ	AZ	
	Laranja	Calafrios na cabeça	VM	L	AM	VD	VD	L	L	
	Violeta	Problemas do couro cabeludo	VM	L	AM	VD	AZ	VL	VL	
Pituitária	Verde	Tumores	VM	L	AZ	RP	VD	MG	MG	Azul
Seios nasais	Turquesa	Sinusite, resfriados e catarro	VM	L	AZ	RP	VD	T	OU	Azul
	Verde	Constipação	VM	AZ	AZ	RP	VD	T	OU	
	Azul	Para reduzir a dor	VM	L	AZ	RP	T	AZ	AZ	
Pescoço	Azul	Torcicolo	VM	L	AZ	RP	AZ	AZ	OU	Azul
	Turquesa	Inflamação da garganta	VM	L	AM	RP	T	AZ	OU	
Olhos	Azul	Cansaço ocular	VM	L	AZ	VD	AZ	IN	VL	Azul

Reflexo	Cor	Queixa	Cor do chacra									
			Raiz	Umbigo	Solar	Coração	Garganta	Frontal	Coroa	Cor geral
Olhos	Violeta	Catarata	VM	L	AZ	VD	AZ	VL	VL	Azul
	Magenta	Deslocamento da retina	VM	L	VD	AZ	AZ	MG	VL	
	Azul	Glaucoma	VM	L	AZ	VD	AZ	AZ	VL	
Ouvidos	Magenta	Zumbido no ouvido	VM	L	AZ	RP	AZ	MG	VL	Violeta
	Turquesa	Infecções do ouvido	VM	L	AZ	RP	VD	T	VL	
Tireóide	Azul	Bócio,	VM	L	AM	VD	AZ	IN	OU	Azul
	Azul	hiperatividade ou	AZ	AZ	VD	AZ	AZ	AZ	VL	
	Laranja	hipoatividade	VM	L	AM	VD	L	AZ	OU	
Paratireóides	Amarelo	Osteoporose	VM	L	AM	VD	AM	OU	OU	Amarelo
Pulmões	Azul	Asma	AZ	AZ	AZ	AZ	AZ	IN	OU	Verde
	Laranja	Bronquite	VM	L	AZ	L	VD	IN	OU	
	Azul	Pleurisia	VM	L	AZ	AZ	VD	IN	OU	
	Magenta	Câncer	VM	L	AM	M/V	VD	IN	OU	
	Vermelho	Pneumonia	VM	L	AM	VM	VD	IN	OU	
Coração	Azul	Taquicardia	VM	L	AM	VD	AZ	IN	VL	Rosa
	Azul	Palpitações	VM	L	AZ	AZ	AZ	IN	VL	*Pink*
	Magenta	Trombose	VM	L	AM	MG	VD	IN	OU	
	Azul	Angina	AZ	AZ	AM	AZ	VD	IN	OU	

Reflexo	Cor	Queixa	Cor do chacra							Cor geral
			Raiz	Umbigo	Solar	Coração	Garganta	Frontal	Coroa	
Coração	Violeta e Rosa Pink	Coração partido (emocional)	AZ	L	AZ	RP/VL	AZ	IN	OU	Rosa Pink
Ombro	Amarelo	Paralisia	VM	L	AM	VD	AZ	IN	OU	Azul
Ombro	Azul	Desgaste ou tensão muscular	VM	L	AZ	RP	AZ	IN	OU	
Plexo solar	Azul	Tensão, estresse	AZ	AZ	AZ	VD	AZ	OU	OU	Azul
Vesícula biliar	Laranja	Pedras	VM	L	AZ	RP	VD	IN	OU	Amarelo
Fígado	Azul	Hepatite	AZ	AZ	T	RP	VD	IN	OU	Amarelo
Fígado	Azul	Ictericia	AZ	AZ	VD	RP	VD	IN	OU	
Estômago	Amarelo	Indigestão	AZ	AZ	AM	VL	AZ	IN	OU	Amarelo
Estômago	Azul	Úlceras	AZ	AZ	AZ	RP	AZ	IN	OU	
Estômago	Verde	Câncer	AZ	AZ	VD	RP	VD	VL	OU	
Pâncreas	Amarelo	Diabetes	VM	L	AM	VD	AZ	IN	OU	Amarelo
Rins	Turquesa	Nefrite	AZ	AZ	T	RP	VD	IN	OU	Amarelo
Rins	Laranja	Pedras nos rins	VM	L	L	RP	AZ	IN	VL	
Rins	Verde	Nefroma	VM	L	VD	RP	VD	VL	OU	
Bexiga	Turquesa	Cistite	T	T	AZ	VL	VD	IN	OU	Verde
Intestino delgado	Laranja	Tratamento geral	VM	L	AM	VD	AZ	IN	OU	Laranja
Válvula ileocecal	Azul	Prisão de ventre	AZ	AZ	AZ	VL	VD	IN	VL	Azul
Cólon	Vermelho	Constipação	VM	L	AM	VD	VD	IN	VL	Verde

Reflexo	Cor	Queixa	Cor do chacra							Cor geral
			Raiz	Umbigo	Solar	Coração	Garganta	Frontal	Coroa	
Cólon	Azul	Diarréia	AZ	AZ	AZ	VD	VD	IN	VL	Verde
	Verde	Câncer	VD	VD	AZ	VL	VD	OU	OU	
Ciático	Violeta	Ciática	T	AZ	AZ	VD	AZ	IN	VL	Azul
Baço	Laranja	Tratamento geral	VM	L	AM	VD	AZ	IN	OU	Laranja
Ovários	Laranja	Cisto ovariano	VM	L	AZ	RP	VD	IN	OU	Azul
	Azul	Gravidez	AZ	AZ	AZ	RP	AZ	OU	OU	
	Vermelho	Infertilidade	VM	L	AZ	RP	VD	OU	OU	
Útero	Laranja	Prolapso	VM	L	AM	VD	AZ	IN	VL	Azul
	Azul	Gravidez	VM	AZ	AZ	RP	AZ	OU	OU	
	Magenta	Tumor	VD	MG	AZ	VD	VD	IN	OU	
	Laranja	Fibróides	VM	L	AZ	RP	VD	IN	OU	
	Vermelho	Infertilidade	VM	VM	AZ	RP	VD	IN	VL	
Mama	Magenta	Cistos	VM	AZ	AZ	MG	VD	IN	OU	Verde
	Verde	Câncer	VM	AZ	AZ	MG	VD	IN	OU	
	Azul	Mastite	VM	L	AZ	AZ	VD	IN	OU	
Sistema linfático	Turquesa	Tratamento geral	VM	L	AM	VD	AZ	IN	VL	Turquesa
Junção sacro-ilíaca	Amarelo	Artrite	AZ	AM	AZ	VL	VD	IN	OU	Amarelo

Reflexo	Cor	Queixa	Cor do chacra							
			Raiz	Umbigo	Solar	Coração	Garganta	Frontal	Coroa	Cor geral
Próstata	Azul	Alargamento	AZ	AZ	AZ	VL	VD	IN	OU	Laranja
Testículos	Magenta	Tumor maligno	MG	MG	AZ	VL	VD	IN	OU	Turquesa
Ânus	Amarelo	Hemorróidas	AM	L	AZ	VD	AZ	IN	VL	Vermelho

CHAVE

VM = Vermelho
L = Laranja
AM = Amarelo
VD = Verde
T = Turquesa
RP = Rosa *pink*

AZ = Azul
VL = Violeta
MG = Magenta
IN = Índigo
OU = Ouro

8

Como ajudar as pessoas a se ajudarem com as cores

Acho que quando nós, terapeutas, tratamos pessoas com reflexologia e cores, também devemos instruí-las e ajudá-las a se ajudarem. Naturalmente, a dieta tem um grande papel nisso, porque, basicamente, nós somos o que comemos. O corpo humano é uma máquina muito bela que se repara a si mesma se lhe são dadas as condições corretas. Quando compramos um carro novo, fazemos que ele seja abastecido corretamente. O mesmo ocorre com nosso corpo. Se lhe dermos o combustível correto, alimentos e líquidos, ele vai nos servir bem e ficaremos cheios de energia. Por outro lado, se lhe servimos comida ruim, ele vai começar a ratear. Se sinto que um paciente vai se beneficiar com uma mudança de dieta, eu sempre o envio a um nutricionista.

Assim como o faz com a dieta, a pessoa pode se ajudar com as cores. Lembre-se de que estamos cercados de cores que se modificam continuamente de acordo com nosso humor e estado de saúde. Todos os órgãos, músculos e ossos do corpo físico vibram numa dada freqüência e, por isso, emitem a cor que corresponde a essa freqüência. Se a freqüência vibracional de uma parte do corpo se modificar, causando por isso uma moléstia, será possível remediar a situação introduzindo nessa parte do corpo a freqüência cromática correta.

Toda pessoa deve ser levada a se sentir responsável pela própria saúde e bem-estar, algo que talvez a medicina convencional não esteja permitindo. É muito fácil consultar um médico com determinados sintomas e receber medicamentos que devem ser tomados duas ou três vezes ao dia. Isso não nos permite sintonizar-nos com o nosso próprio corpo para descobrir o que estivemos fazendo para provocar a doença e, subseqüentemente, retificar isso a fim de que o corpo possa ter restauradas a harmonia e a saúde. Eu sei que isso requer esforço, iniciativa e tempo, mas não há efeitos colaterais e o processo como um todo pode torna-se uma aprendizagem e uma evolução. Mediante esse processo, também nos tornamos capazes de ajudar as pessoas quando estas têm problemas. É muito mais benéfico ajudar a partir da experiência do que com base no conhecimento intelectual.

Quando tratamos usando a reflexologia e as cores, podemos estimular o paciente a participar do tratamento dando-lhe coisas práticas para fazer com a cor ou com as cores de que precisa. A cor necessária é descoberta por meio do tratamento reflexológico. Por exemplo, se um paciente se queixa de pedras nos rins, é recomendável usar o laranja. Em casos de diabetes, seria o amarelo. Essas cores podem ser encontradas nos quadros dados nas páginas 110/114.

São fornecidas abaixo maneiras pelas quais o paciente pode ajudar a si mesmo com as cores.

1. Água solarizada

Para isso, são necessários um copo com água e um solarizador. O solarizador é uma caixa de forma triangular com a parte superior e a anterior feitas de vidro colorido. Essas duas partes devem ser feitas de maneira que se possa trocar o vidro. É importante usar vidro colorido em vez de colóides pelas razões já indicadas. O endereço em que esses e outros materiais podem ser adquiridos é dado no final do livro.

O copo com água é colocado no solarizador com o vidro colorido apropriado e deixado ao sol ou à luz do dia por três a quatro horas. Durante esse tempo, a água fica impregnada com a freqüência vibracional da cor. Ela é então tomada em pequenas doses ao longo do dia. Pessoas que duvidam da validade disso podem fazer um interessante experimento: solarizar oito pequenos copos com água, cada qual com uma cor diferente, e provar deles. O resultado é que cada copo vai ter um gosto diferente.

2. Cristal de quartzo solarizado

A cura através dos cristais é uma terapia muito antiga que remonta à época atlante. Os atlantes tinham imensos templos de cura, feitos de cristal e pedras preciosas, para uso das pessoas que precisavam de cura.

A medicina ayurvédica usa cristais e gemas transformados num pó fino e misturados com um líquido. Essa solução é tomada pelo paciente na dosagem prescrita. Remédios com gemas também podem ser feitos fervendo-se pedras em água de fonte. A pedra é removida da água fervente e esta é diluída para fazer o remédio. Esses métodos podem ser demorados e custosos, em especial se se trabalhar com pedras preciosas.

Outra maneira de usar gemas consiste em aplicar a gema colorida apropriada à parte do corpo que não está bem ou ao centro de energia que tem problemas de funcionamento. Por exemplo, a ametista seguida pelo quartzo rosa pode ser colocada no centro do coração no caso de pessoas que sofrem de "coração partido". A ametista cura a ferida, e o quartzo rosa preenche com amor espiritual o vazio deixado pelo amor que acabou.

Um método que verifiquei ser bem-sucedido é a solarização de cristais de quartzo. Isso é feito colocando-se um pedaço de cristal de quartzo em cima de um pedaço de vidro colorido posicionado sobre uma lâmpada. O cristal fica aí por trinta minutos. A cor do vidro colorido solariza o cristal, que pode então ser posto em qualquer parte do corpo que precise da cor.

Se uma pessoa estiver com um corte infeccionado, solarize um pedaço de cristal com o turquesa e ponha-o sobre a infecção. Depois disso, ponha o cristal em água salgada durante doze horas para purificá-lo.

3. O uso de seda ou algodão coloridos

Para isso, é necessário um pedaço de seda de mais ou menos um metro e oitenta por sessenta centímetros (6 por 2 pés). Tinja-a com uma tintura natural na cor necessária. (Tinturas feitas de ingredientes naturais têm mais harmonia com as vibrações do corpo físico.) Quando for usar isso, a pessoa tem de estar completamente vestida de branco ou, se estiver na privacidade do lar, desnuda. Deitada numa sala aquecida, ensolarada ou bastante iluminada, a pessoa cobre o corpo com a seda por vinte minutos. Como são sensíveis à luz, todas as células do corpo podem absorver a cor nesse período. Quem sofre de hipertensão deve deitar-se debaixo de um pedaço de seda azul duas vezes por dia, de preferência pela manhã e antes de dormir. Caso a seda seja difícil de obter ou for muito cara, pode-se usar algodão cem por cento puro.

A cor das roupas que usamos também nos afeta, já que, como dissemos, as células do corpo são sensíveis à luz. Por isso, é benéfico usar roupas na cor de que se precisa. Mais uma vez, se a peça for uma blusa, uma saia ou um vestido, a roupa de baixo tem de ser branca. Se preferirmos usar roupas de baixo na cor apropriada, as roupas de cima deverão ser brancas. Isso nem sempre é prático porque as roupas de baixo vão aparecer através da roupa branca usada sobre elas.

4. A respiração de cores

Com este método, a cor necessária é visualizada e inalada na direção da parte prejudicada do corpo. Os raios vermelhos, laranja e amarelos são introduzidos no corpo por meio dos pés; o verde é fornecido horizontalmente através do centro do coração; e os raios azuis, turquesa, violeta e magenta são absorvidos pelo topo da cabeça. Em seguida, visualiza-se a cor permeando a parte do corpo em que ela é necessária. Uma pessoa que sofre de laringite pode visualizar o raio azul entrando pelo topo da cabeça e atingindo a laringe. A respiração de cores também é um excelente método para equilibrar e revitalizar os chacras.

Para fazê-lo, sente-se num lugar calmo e aquecido. Sente-se em qualquer posição, desde que a sua coluna esteja reta. Comece relaxando o corpo e aquietando a mente. Concentre-se na inalação e na exalação. Sempre que exalar, expulse quaisquer tensões remanescentes.

Na próxima inalação, visualize um feixe de pura luz vermelha vindo da terra entrando pelos seus pés e atingindo o chacra da raiz. Ao exalar, permita que essa cor se irradie para a sua aura. Repita isso três vezes com cada cor.

Na quarta inalação, visualize um feixe de pura luz laranja vindo da terra entrando pelos seus pés e alcançando o chacra do umbigo. Ao exalar, deixe que esse feixe flua para a sua aura. Tente sentir o júbilo e a energia que essa cor traz ao seu corpo, à sua mente e ao seu espírito.

Na sétima inalação, leve um feixe de pura luz amarela da terra através dos seus pés até o chacra solar. Visualize esse chacra tornando-se um radiante sol dourado cujos raios energizantes e capazes de curar tocam todas as partes do seu corpo. Exale e observe sua pura cor luminosa irradiar-se até a sua aura.

Na décima inalação, leve um feixe de pura luz verde horizontalmente até o chacra do coração. Enquanto esse feixe se dirigir à sua aura na exalação, sinta o seu corpo e as energias deste sendo equilibrados.

Na décima terceira inalação, veja um feixe de pura luz azul entrar pelo topo da sua cabeça e alcançar o chacra da garganta. Ao exalar, permita que ele flua para a sua aura, circundando-o de um manto de paz e tranqüilidade.

Na décima sexta inalação, permita que um feixe de índigo profundo vá para o chacra frontal através do topo da cabeça. Sinta-o irradiar um profundo relaxamento ao fluir para a sua aura na exalação.

Na décima nona inalação, visualize um feixe de pura luz violeta entrar pelo topo da sua cabeça e alcançar o chacra da coroa. Quando você exalar, essa cor vai ser irradiada até a sua aura e elevar-se, passando do violeta a um magenta bem claro. Quando você olhar essa cor, ela vai lhe permitir libertar-se de tudo quanto já não seja certo para você. Podem ser velhos hábitos, condicionamentos, certos tipos de alimento, etc.

Sente-se por algum tempo e veja a si mesmo envergando um manto de muitas cores etéreas, puras e luminosas. Observe-as dançando ao seu redor, entrelaçando-se umas com as outras.

Quando estiver pronto, anote tudo o que possa ter vivenciado e comece a voltar delicadamente à consciência cotidiana, selando os seus chacras da maneira já descrita.

Se você tiver dificuldades de visualizar cores, como acontece com algumas pessoas, pode ser útil olhar para uma flor ou algum outro objeto vivo que irradie a cor que você está tentando visualizar. Somente com a prática a visualização das cores melhora.

5. Alimentação

A cor natural do alimento que ingerimos também pode nos proporcionar a freqüência vibracional da sua cor. Portanto, se precisarmos de laranja, é útil comer alimentos dessa cor. Apresento a seguir alguns alimentos vinculados com as cores do espectro.

Vermelho

Rabanete, repolho-roxo, raiz de beterraba, framboesa, cereja, pimenta vermelha, tomate, groselha, ameixa vermelha.

Laranja

Laranjas, cenouras, mangas, tangerinas, abóboras, abricós, nabos.

Amarelo

Pimenta amarela, milho doce, ameixa dourada, banana, abacaxi, queijo, cenoura branca, abóbora de forma ovóide, limão, toronja, melão, manteiga e gema de ovo.

Verde

Espinafre, couve, pimenta verde, agrião, alface, maçã verde, rainha-cláudia, ervilha, lentilha verde e kiwi.

Azul

Ameixas azuis, mirtilos, uvas e uvas do monte.

Violeta

Uvas roxas, brócolos roxos e ameixas.

Magenta

Morangos e quaisquer frutas e legumes rosa pálido.

9
Alguns exemplos

Caso 1

O sr. A, de setenta anos, veio para o tratamento queixando-se de zumbido no ouvido. Disse que isso começara depois de fazer limpeza no ouvido. Ao que parece, a primeira tentativa de limpeza não removera toda a cera, requerendo uma segunda. Foi a partir desta última que os seus problemas começaram.

Iniciei fazendo um tratamento reflexológico normal e descobri que os reflexos dos ouvidos e das trompas de Eustáquio doíam muito quando tocados. Além disso, os reflexos dos ouvidos tinham depósitos de cristal. O reflexo do plexo solar doía, mas suspeitei que parte da causa disso era a dor que ele sentira durante o tratamento por não saber o que esperar, já que nunca tinha experimentado a reflexologia.

Tendo completado o tratamento, apliquei azul ao plexo solar com a tocha da reflexologia. O paciente começou a relaxar e disse que se sentia sonolento. Apliquei o magenta, seguido por sua cor complementar, o verde, aos reflexos dos ouvidos e das trompas de Eustáquio em ambos os pés. O sr. A relatou que o zumbido começara a diminuir de intensidade.

Em sua segunda visita, ele disse que o ruído aumentara um pouco, mas não voltara ao volume anterior ao primeiro tratamento. Segui o mesmo procedimento. Mais uma vez, o sr. A comentou que o som diminuía de intensidade e de volume.

O sr. A fez mais dez sessões semanais. Após cada uma delas, ele percebia que o ruído ia diminuindo. Depois da última sessão, o zumbido tinha quase desaparecido. Ele disse que quando ficava muito cansado, percebia um ligeiro ruído nos ouvidos, mas que este era tão leve que não o preocupava em demasia.

Caso 2

O sr. B tinha quase setenta anos e se queixava de bloqueio nos seios nasais e de uma constante sensação de surdez. Perguntei-lhe se ele tivera um resfriado recente, e ele disse que o tivera havia dois meses. Ao que parece, um dos eféitos do resfriado era uma sinusite muito incômoda que não desaparecera.

Fazendo um tratamento reflexológico normal, descobri que os reflexos da cabeça, dos sinus e dos ouvidos eram muito dolorosos, especialmente os das trompas de Eustáquio. Ao final do tratamento, apliquei vermelho seguido de turquesa aos reflexos dos seios nasais e magenta e verde aos ouvidos. Administrei então o vermelho e o turquesa aos pontos de pressão dos sinus no rosto. No final, o sr. B disse que se sentia como se uma grande quantidade de muco estivesse se soltando.

Na segunda sessão, uma semana mais tarde, ele disse que eliminara bastante muco, o que trouxera um grande alívio à cabeça. Segui o mesmo procedimento. Quando transmiti o magenta para os pontos de pressão dos ouvidos localizados no rosto, ele disse que sentira alguma coisa "estalar", permitindo-lhe ouvir claramente outra vez.

Em sua terceira consulta, ele contou que eliminara mais muco mas numa quantidade bem menor.

Fiz mais uma sessão, que revelou que seus reflexos doíam muito menos. Ele disse que se sentia melhor, com a cabeça mais aliviada e que voltara a ouvir.

Caso 3

A srta. C, de vinte e quatro anos, queixava-se de insônia, ansiedade e má circulação. Desde o nascimento de sua filha de três anos, sua menstruação cessara. Ela estava abaixo do seu peso e estivera anoréxica. Durante a sessão de aconselhamento anterior ao tratamento, ela disse que sua infância fora muito infeliz e que isso determinara muitos dos seus problemas de adulta.

O tratamento reflexológico inicial revelou dores nos reflexos do plexo solar, reprodutor, esplênico e dos rins. Depois disso, apliquei azul ao plexo solar, ouro à espinha, laranja ao baço e vermelho aos órgãos de reprodução.

Na semana seguinte, ela relatou uma forte reação ao tratamento precedente. Disse que passara por mudanças de humor muito dramáticas e sentira a liberação de bloqueios emocionais. Repeti o tratamento.

Em sua terceira visita, ela me informou que passara por tremendos problemas emocionais acompanhados de sonhos que pareciam reais. Ela disse que se sentia como se experiências passadas, que não fora capaz de enfrentar e que por isso enterrara em seu inconsciente, estivessem sendo trazidas à consciência, e que ela estava tendo dificuldade para resolvê-las. Prossegui no mesmo padrão de tratamento.

Ao chegar na semana seguinte, ela parecia muito mais positiva no modo de ver a vida. Tínhamos falado sobre dieta, e ela agora comia com mais disposição e tinha ganho um pouco de peso. Depois do tratamento reflexológico normal, quando eu estava aplicando o vermelho ao reflexo do ovário direito, ela disse que sentia que era a criança a quem não tinham deixado crescer.

Quando o ovário esquerdo foi tratado com o vermelho, afirmou que se sentia como o adulto que não tinham deixado amadurecer. Tratei então o chacra da raiz no reflexo espinal com o vermelho, e ela relatou que se sentia como se a criança e o adulto estivessem se fundindo. Equilibrei os chacras restantes no reflexo da espinha com as cores apropriadas.

A srta. C continuou o tratamento por mais dois meses. A cada semana, mostrava uma melhoria gradual, uma nova introvisão. Ao final do tratamento, ela comia com mais disposição, voltara à faculdade e tinha condições de enfrentar seus problemas emocionais.

Caso 4

A sra. D tinha sinusite crônica, problemas auditivos e congestão no tórax. Ela contou que se submetera a uma cirurgia por causa dos seios nasais e tivera tubos plásticos implantados em ambos os ouvidos. Depois da operação, os sinus melhoraram por algum tempo, mas voltaram a piorar. O diagnóstico disse que ela tinha uma protuberância no seio nasal esquerdo, e ela fora aconselhada a fazer nova cirurgia de remoção, o que não queria fazer.

Durante o tratamento reflexológico inicial, houve muita dor nos reflexos dos seios nasais dos ouvidos, dos pulmões, do plexo solar e da espinha. Por causa disso, tratei-os com a cor: o vermelho e o turquesa para os sinus, o magenta e o verde para os ouvidos e o tórax, o azul para o plexo solar e o ouro para a espinha. Tratei então os chacras no reflexo espinal com as cores apropriadas.

Em sua segunda visita, ela disse que eliminara muito muco dos sinus e passara a ter uma tosse vinda do peito. Falamos sobre dieta, e ela concordou em desistir dos laticínios por algum tempo, produtos que, como bem se sabe, produzem muco no corpo. Repeti o tratamento precedente, usando principalmente as cores nos reflexos que sofriam muito com o toque.

O tratamento prosseguiu em sessões semanais. Na oitava consulta, ela contou que uma massa mole fora eliminada pelo nariz, deixando seus sinus bem mais limpos. Quando voltou ao hospital para examinar os seios nasais, descobriu-se que a protuberância havia desaparecido.

A sra. D continuou o tratamento por um período de seis meses. Nesse tempo, ela passou não só por uma tremenda melhoria em sua congestão dos sinus e do peito como por uma maior sensação de bem-estar.

Caso 5

A sra. E queixava-se de dor na espinha lombar, algo que a incomodava havia uns seis meses. Ela procurara o médico e fora aconselhada a fazer fisioterapia. Isso não conseguira aliviar a dor. A única maneira de mascará-la era tomar analgésicos.

Quando fiz o tratamento reflexológico inicial em seus pés, o reflexo espinal mostrou-se extremamente doloroso. Também houve dor nos reflexos da bexiga, dos rins e do plexo solar. Quando interrogada se tivera problemas com os rins, ela disse que vivia tendo ataques de cistite. Apliquei turquesa aos reflexos da bexiga e dos rins, azul ao do plexo solar e azul seguido de ouro ao reflexo espinal. Terminei o tratamento aplicando as cores relevantes aos chacras no reflexo espinal.

Ao voltar na semana seguinte, ela disse que tivera um ataque muito forte de cistite e que a dor nas costas tinha piorado. Fiz outro tratamento reflexológico usando as mesmas cores nos reflexos dolorosos.

Em sua terceira visita, ela disse que se sentia muito melhor e que a dor nas costas parecia estar menos incômoda.

A sra. E fez mais quatro sessões. A dor nas costas aos poucos foi melhorando e terminou por desaparecer. Um mês depois, ela voltou ao consultório. Disse que a dor nas costas não reaparecera, que não tivera mais ataques de cistite e que se sentia uma pessoa completamente diferente.

Caso 6

A sra. F tinha quarenta anos e sua queixa era uma protuberância no seio direito. Ela disse que percebera essa protuberância pela primeira vez quando tomava banho. Fora ao médico, que confirmara a presença da protuberância. Ele desejava mandá-la para o hospital para aspirar a protuberância e fazer uma biópsia. Ela não concordou. Ela estudava terapias complementares e acreditava que, dadas as condições corretas, o corpo pode curar a si mesmo.

Quando fiz o tratamento reflexológico inicial, os reflexos do seio direito, do plexo solar e das glândulas linfáticas auxiliares apresentaram muita dor. Apliquei turquesa às glândulas linfáticas, azul ao plexo solar e magenta seguido de verde ao reflexo do peito em ambos os pés. Instruí a paciente a visualizar duas vezes por dia a protuberância envolta numa luz verde cercada por uma luz branca brilhante.

A sra. F fez fielmente os exercícios de visualização e as sessões semanais de tratamento. No final da oitava semana, ela disse que achava que a protuberância começava a diminuir, mas que não tinha certeza. Na décima sexta semana, relatou que a protuberância estava definitivamente menor.

Ela continuou o tratamento por mais três meses, período ao final do qual a protuberância desapareceu.

Caso 7

A srta. G tinha apenas vinte e oito anos e tinha câncer em estado avançado em ambos os seios. O diagnóstico fora feito no hospital havia dois anos, mas ela não quisera fazer uma mastectomia. Antes disso, ela tivera um tumor maligno removido do seio e passara por um tratamento de radioterapia. Ela me mostrou o seio em pior estado; ele estava aberto e ulcerado no ponto em que o tumor rompera a pele. Ela era uma alma adorável, uma pessoa sempre alegre e otimista. Concordei em tratá-la, mas sabia que o máximo que podia fazer era tentar aliviar a sua dor e prepará-la para tornar-se espírito.

Depois de cada sessão, eu sempre tratava o sistema linfático com turquesa, os reflexos dos seios com magenta e verde, o plexo solar com azul, o fígado com verde e o reflexo espinal com ouro. Aplicava então as cores apropriadas aos chacras no reflexo espinal. Falávamos muito sobre assuntos espirituais e acerca do que ela gostaria de fazer se se curasse.

Quando retornou, ela disse que o tratamento a relaxava e aliviava grande parte da dor que sentia, especialmente no tórax. Perto do final da vida, ela começou a falar sobre a morte e sobre o significado da morte para ela. Ela não a temia, tendo-a descrito como uma transição.

A última vez que a vi, ela ainda estava animada e alegre e não tinha virtualmente nenhuma dor. Três dias depois, ela morreu em casa, cercada pela família.

Depois do seu falecimento, percebi que ela me ensinara muito. A mais importante lição foi que, mesmo que uma pessoa esteja num estágio terminal, nós, terapeutas, podemos ajudar a prepará-la para fazer a transição desta vida para a outra. Se pudermos colaborar para lhe dar uma maior sensação de bem-estar durante esse período, aliviando alguma ou toda a dor, creio que teremos feito uma coisa maravilhosa.

Caso 8

O sr. H queixava-se de dor no ombro direito e na espinha cervical. Ele disse que havia muito sofria disso. Era músico profissional e tocava violino. Afirmou que a dor parecia muito pior depois de um concerto.

No início do tratamento, descobri que os reflexos do ombro direito, da cabeça e da espinha cervical eram particularmente dolorosos. Perguntei-lhe se já tivera dores de cabeça. Ele disse que sim e que elas estavam ficando mais freqüentes. Depois que terminei o tratamento reflexológico, apliquei o azul aos reflexos da cabeça, do pescoço, do ombro e do plexo solar. Também lhe dei alguns exercícios muito simples para fazer com o ombro e com o pescoço, pois suspeitava que a principal causa do seu problema fosse a tensão.

Na semana seguinte, ele contou que o ombro estava muito melhor e que só tivera uma dor de cabeça no decorrer da semana. Disse que achava que o tratamento e os exercícios o tinham ajudado muito.

Ele fez mais oito sessões e, ao final desse período, a dor no ombro desapareceu e ele não tinha uma dor de cabeça havia um mês.

Caso 9

A sra. I era uma mulher muito nervosa. Da primeira vez, ela disse que nunca fizera tratamento reflexológico e que estava bem assustada, pois não sabia o que esperar. Eu a acalmei explicando-lhe exatamente o que ia fazer. Ela me disse que sofrera um colapso nervoso por causa do ambiente do seu lar e que estivera tomando Valium nos últimos seis meses. Afirmou que gostaria de parar de tomá-lo, mas que, quando tentara antes, tivera fortes dores de cabeça e ataques de pânico. Aconselhei-a a consultar o médico sobre isso.

Enquanto eu fazia o tratamento reflexológico, os reflexos dos seus pés doíam tanto que ela mal me deixava tocá-los. Quando terminei de tratar o primeiro pé, ela estava tão tensa e assustada que decidi usar apenas a cor com a tocha da reflexologia.

Comecei aplicando o azul aos reflexos do plexo solar. Aos poucos, ela foi relaxando. Disse que sentia como se um quente fluxo de luz que a fazia ficar bem sonolenta percorria-lhe o corpo a partir dos pés. A partir do plexo solar, tratei os reflexos remanescentes; comecei com o reflexo da cabeça e fui descendo.

Enquanto eu trabalhava nos seus pés com as diferentes cores, ela me contava as várias sensações que tinha. Ela disse que a vibração de algumas das cores passava mais rápido do que outras, enquanto outras cores só eram sentidas em determinados pontos do corpo. Achei isso tão fascinante quanto ela. Infelizmente, as sensações vibracionais sentidas quando eu tratava as glândulas linfáticas nunca foram divulgadas porque, a essa altura, a sra. I dormia profundamente.

Ao terminar o tratamento, acordei-a com delicadeza. Ela disse que se sentia muito bem, bastante relaxada e em paz consigo mesma.

A sra. I continuou o tratamento por três meses. Durante esse período, ela se abriu e falou muito sobre si mesma, sobre a família e sobre sua vida familiar. Ela também percebeu que havia mudanças que teria de fazer para recuperar-se por completo.

Aos poucos, ela foi fazendo essas mudanças e pôde libertar-se do Valium. Os reflexos dos pés ficaram muito menos doloridos, permitindo-me fazer um tratamento reflexológico normal antes do uso da cor.

Quando apareceu para a última sessão, ela parecia uma pessoa diferente, mais confiante e positiva, capaz de enfrentar a vida e batalhar por ela outra vez.

* * *

Esses casos mencionados e outras pessoas que eu tratei com a reflexologia e a cor me deram repetidas provas do valor e do benefício terapêutico da combinação entre as cores e a reflexologia.

Bibliografia

Alpen, Frank, *Exploring Atlantis*, Anzona Metaphysical Society, 1981.
Bailey, Alice, *Esoteric Healing*, Lucis Trust, 1953.
Bhagavad Gita, Penguin, 1962 [Há uma edição da Pensamento, traduzida por Francisco V. Lorenz].
Brennan, Barbara Ann, *Hands of Light*, Bantam Books, 1987 [*Mãos de Luz*, Editora Pensamento, 9ª edição, São Paulo, 1993].
Gimbel, Theo, *Healing Through Colour*, C.W. Daniel, 1980 [*A Energia Curativa Através das Cores*, Editora Pensamento, 3ª edição, São Paulo, 1993].
Gimbel, Theo, *Form, Sound, Colour & Healing*, C.W. Daniel, 1987 [*Forma, Som, Cor e Cura*, Editora Pensamento, 1ª edição, São Paulo, 1991].
Hunt, Ronald T., *Seven Keys to Colour*, C.W. Daniel, 1981.
Ingham, Eunice D., *Stories the Feet Can Tell*, Ingham Publishing, 1938.
Liberman, Jacob, *Light: Medicine of the Future*, Bear & Co., 1991.
Lynes Barry, *The Healing of Cancer*, Marcus Books, 1989.
Powell, Arthur E., *The Astral Body*, The Theosophical Publishing House, 1927 [*O Corpo Astral*, Editora Pensamento, 4ª edição, São Paulo, 1991].
Powell, Arthur E., *The Mental Body*, The Theosophical Publishing House, 1927 [*O Corpo Mental*, Editora Pensamento, 3ª edição, São Paulo, 1991].
Sears, W. Gordon & Winwood, R.S., *Anatomy & Physiology for Nurses*, Edward Arnold, 1941.
St. Pierre, Gaston & Boater, Debbie, *The Metamorphic Technique*, Element Books, 1982.
Tansley, David, *Radionics and the Subtle Bodies of Man*, Health Science Press, 1972.
Vivekananda, Swami, *Raja Yoga*, Advaita Ashram, 1973.

Pauline Wills é enfermeira e dirige uma florescente clínica de reflexologia e cromoterapia em Londres. Além disso, trabalha no Hygeia School of Colour Therapy, faz palestras e organiza seminários por toda a Europa.

CHAKRAS
Centros de Energia de Transformação

Harish Johari

Na antiga ciência do Tantra, o corpo humano é visto como o instrumento mais perfeito para a expressão da consciência, uma perfeição atingida por meio do desenvolvimento dos centros psíquicos conhecidos como chakras. Localizados dentro do sistema cerebroespinhal, os chakras são os centros onde ocorre a interação entre a consciência mais elevada e o desejo. É por meio da compreensão e utilização das energias dos chakras que, em última análise, podemos alcançar um estado iluminado de ser.

Em *Chakras – Centros de Energia de Transformação*, Harish Johari, erudito indiano e praticante do Tantra, introduz os princípios básicos dos chakras, bem como a sua aplicação prática nos dias de hoje. Nesta edição revisada e acrescida de ilustrações coloridas e em preto e branco, Johari revela os mistérios desses centros sutis de transformação com técnicas de visualização essenciais para uma prática tântrica plenamente realizada. Ele explica a conexão de cada chakra com cores, sons, órgãos dos sentidos e da ação, desejos, elementos, planetas e divindades, bem como as características comportamentais e efeitos da meditação nos chakras.

Meditar sobre as belas figuras coloridas de cada chakra revitaliza os centros cerebroespinhais e harmoniza todo o organismo, em termos físicos e psíquicos. Colorir as ilustrações em branco e preto, ajuda na visualização e a a reter na mente as imagens dos chakras levando a estados mais profundos de meditação. Estudiosos e aspirantes espirituais de todos os níveis vão considerar *Chakras – Centros de Energia de Transformação* uma valiosa e prática fonte de informação, repleta de técnicas para ativar esses centros de energia transformadora e elevar o conhecimento intelectual a uma experiência inestimável de crescimento interior.

EDITORA PENSAMENTO

REFLEXOLOGIA PARA MULHERES
Tratamentos passo a passo para mulheres de todas as idades

Ann Gillanders

A reflexologia é um método suave e delicado de terapia que pode ajudar você a manter-se saudável em qualquer idade ou fase da vida, da puberdade à menopausa e para muito além dela. Tanto a mulher de 50 anos como a de 15 vão descobrir que este é o livro perfeito para ajudá-las a encontrar alívio para uma série de preocupações femininas com a saúde, que vão desde as espinhas da adolescência, passando pela possível dificuldade de conceber da mulher adulta, até os sintomas da menopausa, como as ondas súbitas de calor, as oscilações no estado de humor e os estados de depressão.

- Todas as técnicas básicas de que você vai precisar para o tratamento eficaz da reflexologia;
- Instruções práticas mostram como você pode tratar mais de 30 diferentes problemas, incluindo complicações menstruais, cistite e enjoos na grvidez;
- Explicações sobre como a reflexologia pode ajudar a livrar o corpo de tensões e toxinas, acalmar os nervos, aumentar a circulação sanguínea, regularizar o sistema digestivo e estabilizar o sistema hormonal.

Ann Gillanders é reflexologista renomada e autora de vários *best-sellers* sobre reflexologia mundialmente conhecidos. Ela é diretora da British School of Reflexology, editora da revista *Healing Points*, além de ser famosa por suas palestras e programas de rádio e televisão sobre reflexologia. Ann Gillanders trata de pacientes há 30 anos e, desde 1980, dá treinamento a terapeutas no mundo todo.

EDITORA PENSAMENTO

MÃOS DE LUZ

Barbara Ann Brennan

MAIS DE UM MILHÃO DE CÓPIAS VENDIDAS NO MUNDO TODO

Um clássico no campo da medicina complementar, *Mãos de Luz* é o olhar de uma cientista sobre o campo da cura bioenergética. Com o estilo claro e sistemático de uma pesquisadora da NASA e a compaixão de alguém que se dedica à cura há mais de 35 anos, Barbara Ann Brennan apresenta um estudo profundo do campo de energia humano, que abrange a compreensão dos processos físicos e emocionais (indo muito além da estrutura da medicina tradicional) e da arte de curar por meios físicos e metafísicos.

Relacionando a dinâmica da psique ao campo de energia humano e descrevendo as variações desse campo de acordo com a personalidade e os diferentes aspectos da experiência humana, a autora oferece um material riquíssimo que inclui:

- Novos paradigmas no campo da saúde, dos relacionamentos e das doenças.
- Uma descrição surpreendente do campo de energia humano e de como ele interage na vida cotidiana com o campo energético de outras pessoas.
- Estudos de casos clínicos de pessoas com os mais variados tipos de doença.
- Técnicas e exercícios para expandir a percepção da aura e saber interpretar seus bloqueios e desequilíbrios.
- Conceitos práticos sobre métodos de cura energética e ilustrações das mudanças ocorridas no campo áurico ao longo do tratamento.
- A intrigante história de vida da autora, que nos dá um exemplo de coragem, crescimento espiritual e inúmeras possibilidades para a expansão da nossa consciência.

Esta é uma obra revolucionária que vai ajudá-lo a ter mais saúde física e emocional, transformar a dinâmica dos seus relacionamentos e estabelecer uma conexão profunda com a força espiritual que existe dentro de você.

EDITORA PENSAMENTO

A BÍBLIA DA REFLEXOLOGIA

Louise Keet

A reflexologia é uma terapia leve e segura que fortalece o sistema de cura do corpo e ajuda a combater o stress. Este livro abrangente contém tudo que você precisa para conhecer o assunto, incluindo mapas de zonas das mãos e pés, técnicas para trabalhar os pontos reflexos, conselhos sobre como se preparar para a sessão de reflexologia e uma rotina passo a passo para tratar o corpo todo.

Com uma lista detalhada de instruções para aliviar os incômodos comuns, de problemas digestivos a lesões da pele, além de tratamentos especializados para crianças, casais e idosos, este é o único guia de reflexologia que você irá precisar.

EDITORA PENSAMENTO

LUZ EMERGENTE

Barbara Ann Brennan

O primeiro livro *best-seller* de Barbara Ann Brennan, *Mãos de Luz*, consagrou-a como uma das agentes de cura mais conceituadas do mundo todo. Nesta sequência tão esperada do primeiro livro, ela prossegue na exploração inovadora do campo da energia humana ou aura – a fonte de nossa saúde e de todas as doenças. Recorrendo aos avanços em suas pesquisas e em décadas de prática, ela mostra como podemos usar nosso poder de cura mais fundamental: a luz que emerge do próprio centro da nossa condição humana.

Graças a uma abordagem única, que estimula o entrosamento criativo entre curador, paciente e outros profissionais da saúde, *Luz Emergente* explica o que o agente de cura percebe pela visão, a audição e a cinestesia, além de mostrar como cada um de nós pode participar de todas as etapas do processo terapêutico.

Apresentando um fascinante leque de pesquisas, que vão desde um novo paradigma de cura baseado na ciência da holografia até a percepção do "nível do hara" e da "estrela do âmago", *Luz Emergente* está na linha de frente da prática terapêutica moderna. Você descobrirá:

- Como podemos usar nosso poder interior para curar a nós mesmos e os outros
- Como combinar as técnicas e objetivos do praticante de cura energética com as do médico ou psicólogo, para que haja mais cooperação entre eles
- Os sete níveis do processo terapêutico: como descobrir suas necessidades em cada nível e instruções detalhadas para elaborar seu próprio plano de cura
- Surpreendentes informações novas sobre interações energéticas nos relacionamentos e como romper padrões negativos para estabelecer vínculos novos e positivos com as pessoas mais próximas
- A conexão entre cura, criatividade e transcendência espiritual
- E muito mais!

Enriquecido com vários relatos de casos clínicos e exercícios, além de ilustrações em cores e preto e branco, *Luz Emergente* aponta um novo caminho para a cura, a plenitude e a expansão da consciência.

EDITORA PENSAMENTO

REFLEXOLOGIA PARA DOR NAS COSTAS

Ann Gillanders

A dor nas costas atinge pelo menos 80% das pessoas em algum momento de suas vidas, causando a perda de milhões de dias de trabalho e superlotação nos ambulatórios dos hospitais. Em *Reflexologia para Dor nas Costas*, Ann Gillanders pela primeira vez dedica um livro voltado apenas para a dor nas costas.

Totalmente ilustrado, o livro traz também novos mapas dos pés, mostrando pontos de reflexologia específicos para as costas e exercícios úteis para serem praticados paralelamente às sequências do tratamento.

A reflexologia, antiga terapia egípcia em que as áreas de reflexas nos pés são estimuladas para atingir órgãos e partes do corpo, é particularmente indicada para problemas nas costas. O efeito interrompe a dor, melhora o nervo e os vasos sanguíneos que o nutrem, relaxando o corpo, a mente e o espírito.

*A mundialmente famosa reflexologista Ann Gillanders
dedica seu livro mais recente à dor nas costas*

*A reflexologia é, atualmente, uma das terapias mais
populares no panorama da saúde alternativa*

Introduz novos e especiais mapas dos pés

*Fartamente ilustrado, é um livro fácil de consultar que
traz novas descobertas sobre autoterapia*

EDITORA PENSAMENTO

OS CHAKRAS
e os
Campos de Energia Humanos

SHAFICA KARAGULLA, M. D.
DORA VAN GELDER KUNZ

Este livro fascinante assinala uma grande conquista na área da medicina e baseia-se na pesquisa de uma médica que, obedecendo à metodologia científica, trabalhou com uma clarividente para a obtenção de seus diagnósticos. Cada uma de suas conclusões tem como fundamento uma prova experimental tirada do perfil de pacientes nos quais o processo da doença se manifestou por meio de anomalias no campo energético humano e em seus correspondentes centros de força, os chakras.

Antes de começar a colaborar com a dra. Shafica Karagulla, a clarividente Dora van Gelder já havia examinado pacientes a pedido de seus médicos. Ela vê o corpo humano expressando-se através de um tríplice mecanismo: um campo etérico, ou de energia vital; um campo astral, ou de energia emocional; e um campo mental. Ela recebe uma constante interação entre esses campos de energia e os campos de energia do universo.

A chave para a compreensão da saúde e da doença repousa na natureza dinâmica da interação entre ambas, uma vez que a vida sempre se caracteriza por crescimento e transformação. Essa transformação pode nos levar ao negativismo, afetando nossa saúde e provocando doenças; mas podemos alterar esse padrão, substituindo-o pela auto-integração, pela saúde e pelo auto-aperfeiçoamento.

* * *

Dora van Gelder Kunz nasceu com excepcionais faculdades de clarividência que foram treinadas durante sua colaboração com outro clarividente célebre, C. W. Leadbeater, autor de *Os Chakras*. Essa sua capacidade de perceber o mundo oculto resultou em dois livros – *O Natal dos Anjos* e *O Mundo Real das Fadas*, este último publicado pela Editora Pensamento. A co-autora, Shafica Karagulla, médica e neuropsiquiatra, colaborou com Dora Kunz em várias de suas pesquisas.

EDITORA PENSAMENTO

Impresso por :

gráfica e editora

Tel.:11 2769-9056